復興を見つめて

東京都健康長寿医療センター東日本大震災被災者支援プロジェクト

5年半の取り組み

はじめに

地方独立行政法人　東京都健康長寿医療センター　理事長
井藤英喜

東日本大震災が発生して平成30年（２０１８年）で7年になるが、当日のことはいまだに鮮明な記憶として残っている。震災発生時には、センター長（当時）として板橋高等看護学校の卒業式に出席していたが、会場の体育館がかなり大きく揺れたため全員が屋外に一時避難した。その後、再開した式典の終了と同時にセンターに戻り、センターの被害状況の把握に努めた。幸いに人的被害はなかったものの、病院、研究所の壁に多数亀裂が入る、屋外のかなり太い水道管が破裂し大量の漏水が生じた、研究所の大型コンピュータが浸水するなどの被害がでた。さらに、公共交通機関がマヒ状態になり、見舞客を中心に１００人くらいの帰宅困難者もでた。それらに対応しつつみたテレビの映像、車、家、飛行機など何もかもが流されていく、気仙沼市街が炎に包まれるといった映像は、今もある心の痛みとともに目に浮かんでくる。同日、福島第一原子力発電所が、地震および1時間後に原発を襲った津波により全電源喪失状態となったという時々刻々の報道、翌日の水素爆発などの実況映像、その後の広範囲な地域の放射能汚染の発生など衝撃的な報道が続き、暗澹《あんたん》たる気持ちとなった。

東日本大震災は、津波による死者の多さ、破壊のすさまじさ、津波および原発事故により避難生活を余儀なくされた人の多さ、緻密な管理が行われ安全だと信じられていたわが国の原発で事故が起こったことなど、被災者のみでなく、他の多くの人のその後の人生観の変化をもたらしたものと考えられる。

本書は、東京都健康長寿医療センターがプロジェクト研究として行った「東日本大震災被災者支援プロジェクト」の5年半の記録をまとめたものである。東日本大震災発生直後より、病院からは東京都からの要請により医療チームを派遣、透析患者の受け入れなどの支援を行っていたが、平成24年（2012年）度からは高橋龍太郎研究所副所長（当時）をプロジェクトリーダーとして、センターの事業として組織的かつ継続的な支援活動「東日本大震災被災者支援プロジェクト」を開始した。プロジェクトの立ち上げと気仙沼市におけるその後の広範な支援活動の展開に大きな役割をはたしたのは、震災発生直後に東京都の職員を辞し、生まれ故郷である気仙沼市で畑にテントを張り支援活動をしていた菅原康宏氏である。気仙沼市での諸活動は、センターと氏が組織していた〝気仙沼支援　医療・福祉関係5団体〟（その後いくつかの入れ替わりがあり、現在では7団体）および行政が協力するなかで展開された。

本書は二部構成とし、第一部では医療・介護専門職にとって「『その日』からの3日間」および「震災からの教訓」を、第二部は「東京都健康長寿医療センターとは」で、センターが展開した支援活動の始まりを記載し、「体操づくり」、「防災へつなげる枠組み――東京都での調査研究」および「震災5年半が経過して、気仙沼で変わったもの」へと続く。いずれも、貴重な震災の記録であり、今後の防災活動に生かすべきことが多く書かれている。

大震災後の復興はまだまだ道半ばであり、現地に行けばその遅々たる歩みに驚くことも多く、さらに産業の復興、若者の流出による人口減少、高齢化への対策をどうするかなど解決すべき問題が山積していることを実感する。そのようななかで、多くの人が本書を手にされ、いまだに〝こころの傷〟を秘めながらも生活再建に真摯に取り組んでおられる多くの人がいることに思いを致され、今後それらの人をどのように支援していくか、また読者の住む地域の防災にどのようにかかわっていくかといったことに対する、1つの道しるべとして本書をご利用いただければありがたいと考えている。

大震災の経験は、われわれの生き方に大きな影響を与え、今一度われわれがこの世に生きる意味を問いかけたのであるが、われわれが大きく変わることにより、そしてそれを後世に伝えることにより、より大きな意味をもつようになると思える。

目次

第2章　震災からの教訓

● 原稿の担当

はじめに		井藤英喜
第一部	第１章	森寛子　尾形道夫　河津一哉
	第２章	尾形道夫　森寛子
第二部	第１章	森寛子
	第２章	尾形道夫
	第３章	菊地和則　森寛子
	第４章	森寛子　尾形道夫　河津一哉
おわりに		高橋龍太郎

● 企画　大渕修一
● 全体の構成と進行　森寛子
● 現地コーディネート　菅原康宏

● 東日本大震災被災者支援プロジェクトにかかわった皆さん（五十音順）

研究所　青木勇（介護予防リーダー）・青木公子（介護予防リーダー）・新井武志・粟田主一・石崎達郎・伊藤久美子・伊東美緒・稲松孝思・宇良千秋・江尻愛美・大渕修一・岡村佳美（前）・小川まどか・河合恒・河出卓郎・菊地和則・小島基永（前）・児玉寛子（前）・塩満芳子（前）・島田千穂・新開省二・新名正弥（前）・菅原康宏・関口晴子・高橋龍太郎・野本恵美・野本茂樹・林紗保理（前）・平野浩彦・増井幸恵・三木明子・森寛子・吉田裕人

病　院　阿部勉（前）・池田光範・井藤英喜・生井瞳（前）・榎戸理沙・太田隆・加藤貴行・金丸晶子・軽部俊二（前）・河地由恵・熊木陽平・黒坂眞理子・小板橋彩華（前）・小宮山潤・篠山絵里奈・白取絹恵・釼裕和（前）・種井良二・中嶋梨江・樋口和奏・平岡共・本田拓也・牧田彩加・森聖二郎・山口真依・山本信行（前）・渡辺敬幸（前）

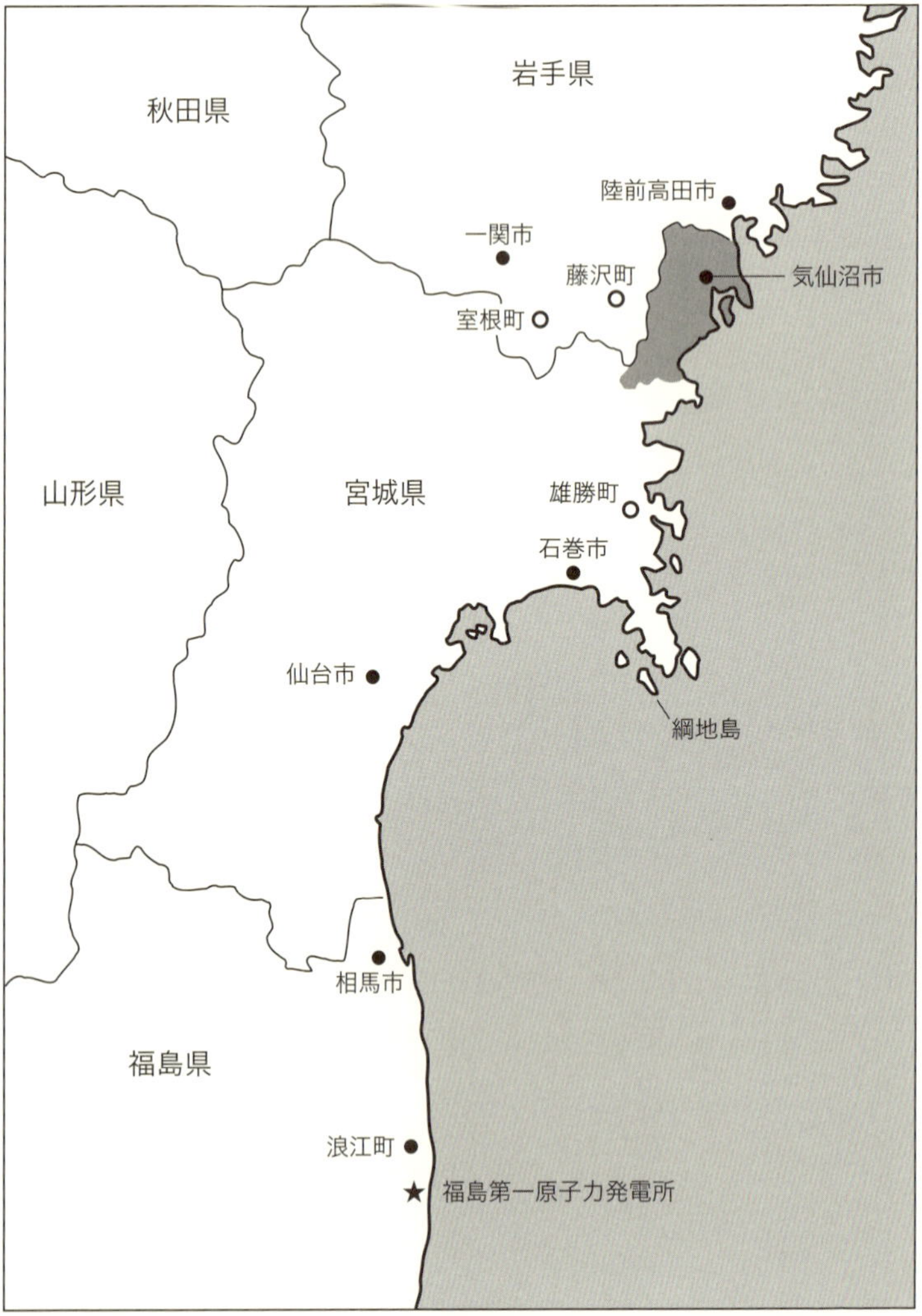
岩手県
秋田県
陸前高田市
一関市
藤沢町
気仙沼市
室根町
山形県
宮城県
雄勝町
石巻市
仙台市
網地島
相馬市
福島県
浪江町
福島第一原子力発電所

平成23年（2011年）3月11日
宮城県気仙沼市では

午後2時46分　東北地方太平洋沖地震発生

午後3時11分　気仙沼市（大島田中浜）に第1波の津波襲来

午後3時30分　気仙沼市の内《ない》の脇《わき》地区で火災発生
気仙沼港に設置されたガソリンや重油の屋外タンク流出

午後3時37分　気仙沼市役所前、津波襲来

午後3時56分　気仙沼市の鹿折《ししおり》地区で火災発生（13日間の延焼）

午後4時12分　気仙沼市内湾に第2波の津波襲来
その直後から降雪

第一部

被災地気仙沼の保健・福祉・医療従事者はどう動いたか

第1章　「その日」からの3日間

　気仙沼に押し寄せる津波の第1波が海面で観測されたのは午後3時11分、東日本大震災発生から25分後のことでした〔1〕。それから3時間の間に4回の大津波が襲来し、高く押し寄せた波は、本吉《もとよし》地区（35ページの地図参照）で20メートルを計測しました〔2〕。第3波の直前には、目の前の志津川湾の水がなくなるまでの引き波があり、海底がみえたそうです。波が大きく引けば引くほど、次に押し寄せる津波の威力が強いことを意味します。およそ1時間後、「新幹線なみの速度で白波を立てながら襲ってきた」大波は、建物や街路樹にぶつかり、住宅街を廻って、背後からも押し寄せてきました〔2〕。

　湾に面した家並みはひとたまりもありません。多くの家屋は土台だけ残して流出し、あとには多量の瓦礫《がれき》や流木、ゴミが残されました。さらに津波は川をさかのぼり、波打ち際から4キロ離れた地点まで押し寄せ、内陸にも深い爪痕を残し、市の建物用地の33％が浸水したのです〔2,3〕。

　大波は港に設置されていた重油タンクをなぎ倒し、燃料を積んだままの漁船とともに市街地まで運びました。そうして漏れた重油に引火し、瓦礫となった家屋の残骸や自動車、ガスボンベなどが次々に轟音をあげて燃え上がりました。流された重油タンクは22基、ドラム缶5万7６００本分の油が流出し、その結果、市内の10万平方メートルが焼失、市街地が鎮火したのは、震災発生から12

日もあとの3月23日朝でした〔1〕。その間、余震が続く町には焦げ臭さと油臭さが立ちこめ、それに津波が運んだヘドロの悪臭と土埃が重なって、マスクなしでは歩けない状況が続いたのです。そのなかで、市民の医療と福祉を担う専門職である医師や看護師、保健師や栄養士、介護福祉士たちは、ほとんど情報のないまま、各人がそれぞれの立場で、懸命な活動を続けていました。

東京都健康長寿医療センター研究所は、「気仙沼支援　医療・福祉関係5団体」の協力を得て（164ページに後述）、震災後3年の時点で、医療と福祉の専門職とそれにかかわる行政職あわせて89人に、それぞれ1時間以上の聞きとり調査を実施しました。直面した困難や専門職としての課題は何か、被災者でありつつ職責を果たす重圧や、復興の歩みの新たな取り組みから今後の災害発生に役立つ知見を得るのが、調査の目的です。その証言をもとに、生死を分ける発災直後からの死と隣り合わせの活動を振り返ります（インタビューは、許可をいただいた方は実名で示し、それ以外は個人を特定されないように一部を変更しております）。

1　介護職員がみたもの

被災した通所介護事業所

朝9時ごろ、住宅街の細い道で、車いすのまま高齢者が乗っているリフトカーが何台もすれ違うのをご覧になったことがあることと思います。リフトカーの向かう先は「デイ」と称される通所系のサービスを提供する施設で、朝や夕方、住宅街でのこの風景は、日本の新しい日常となってきた感があります。

この「デイ」ですが、実は介護保険の制度では2種類のサービスに分かれます。1つは「通所介護」、いわゆる「デイサービス」で、自宅にこもりがちな在宅の要介護高齢者が、施設に通ってレクリエーションを行ったり、日常生活動作の訓練を受けたり、多くの人とふれ合う機会にもなります(※)。利用者は比較的元気な方が多いのが特徴で、家族にも高齢者自身にも、在宅での介護生活が独りぼっちではないという気持ちをもってもらうことが目的の1つとなっています。

もう1つは「通所リハビリテーション」、通称「デイケア」で、リハビリテーションが必要な、病気の安定期にある在宅の高齢者を対象として、理学療法士などのリハビリテーションの専門家が、医師の指示のもと、身体機能の維持や回復を目指します。

どちらも自宅から施設までの送迎があります。食事を摂り体を動かすために施設で1日を過ごし、送られて自宅に戻る、その様子が朝と早い夕方にみられるリフトカーの小さなラッシュなのです。

※平成28年(2016年)4月1日、介護保険法の改正で、通所介護の区分や管轄行政単位が変わりました。これまでひと月の利用のべ人数300人以内の少人数の通所介護事業所は都道府県が管轄していましたが、改正後は、地域密着型サービスとして、市区町村が管轄することになりました。

今回話を聞いた通所介護事業所は8か所でした。提供しているサービス内容の内訳は、通所介護のみの事業所が1施設、他は長期の入所介護と通所介護を併設している施設でした。

被害が甚大であったのはそのうちの2施設で、1施設が全壊し、多くの利用者が介護職員の目の前で亡くなってゆきました。もう1つの施設は通所介護のみの事業所で、3階建てビルの一部にあったため、水が完全に引く翌日まで、利用者は職員とともに寒さに震えながら夜を過ごしたのです。残り6施設は大きな被害を受けませんでした。

通所介護事業所の介護職員

当日の利用者さんは30名ぐらいで、ちょうどおやつを食べている途中でした。あと30分遅く地震が起きていたら、利用者さんの送迎の時間に重なっていたでしょう。海側に住んでおられる方もいたし、スタッフが全滅だったかもしれない。それにおやつの前に、お手洗いも済ませていました。でも、揺れはすごかった。天井のライトがお年寄りの頭上あと何センチかのところにドーンと落ちてきたり。頭を覆うものなんか何もなかった。でも、あとから考えると、脱衣所のかごとか、スーパーの買い物かごが、お年寄りにはヘルメットよりも軽くて、少しは防御になるらしいですね。

ようやく揺れが収まって一息ついたころ、職員の1人が、「波がそばまで来ておる!」と叫びながら戻ってきました。

今回の震災は、地理的条件によって被害が大きく異なっていたのが特徴です。気仙沼市に3か所あった通所リハビリテーション事業所は被災しませんでしたが、気仙沼市の通所介護事業所のうち6事業所が被災し、ほぼ全壊した施設、町中にあり水害を受けた施設など様々です。介護の必要な高齢者が集団で過ごす通所介護事業所では、大きな混乱が生じました。

通所介護事業所の介護職員

水没被害にあった3階建ての通所介護事業所が併設されている施設は、地域の指定避難所になっていたため、地震直後から近隣の人たちが大勢避難して来ました。誰もこれほどの津波が襲来するとは予想しておらず、外側の非常階段の踊り場に立って、押し寄せる津波を携帯電話のカメラなどで撮っている人もいました。そのため、階段がふさがれて、なかなか上へ上がれないんです。また、この建物の一部が介護事業所であることを知っていたためでしょうか、車いすのおばあさんが付き添いなしで階段をふさぐように、3階の踊り場に置き去りにされていました。

「このおばあさんの付き添いはどなたですか！」

「皆さん、写真なんか撮ってないで、もっと上へ避難してください！」

私たち介護職員は、金切り声をあげながら、利用者さんを2階から3階、3階から屋上へと誘導していきます。途中からどんどん波が押し寄せてきて、避難が最後になったおばあさんは、腰まで水につかりながら、屋上へ避難したんです。利用者さんのなかには丈夫な人もいたし、丈夫でなかったけど、なんとか頑張れたって人もいた。でも、みんな助かりました。それだけでも私たちにはやっぱり誇りなんですよ。本当に、職員が腰まで水に漬かりながら全員助けた、それ自体、私たちも奇跡だと思うんです。

屋上に上がってふと下をみると、自分たちの車はおもちゃのミニカーのように流されていってしまう。黒い濁流が渦巻いているしね。やっぱり怖いですね。

被災を免れた通所介護事業所

一方、被災しなかった施設でも、要介護高齢者の命を守るための介護職員の奮闘は同じです。被災を免れた施設の介護職員の語りです。

通所介護事業所の介護職員

１回目の揺れが収まったとき、一気に利用者さんを送迎用リフトカーに乗せました。日頃から訓練していたから速かったですよ。地震が来たら、まず外へ出ろっていいますよね。施設でも同じように行動しました。今思えば、リフトカーに地区ごとに乗せればよかったかな。もう必死で、ずっと体を動かしていたのを思い出します。利用者さんには、なんでもいいからとにかく声をかけなきゃいけない、不安にさせちゃいけない、できることは何でもやんなきゃっていう思いでした。

7台の送迎用リフトカーに、私のような職員を1人ずつ乗り込ませて、同じようなことをしていたんだと思いますよ。いってみれば、被災直後の精神的ケアでしょうか。

少し落ち着いてきたら、利用者さんから「自宅に帰してください」「家が心配だから戻りたい」という声がすごくて。でも、どうすればいいのか……誰が決めるっていっても、誰も決めようがない。結局、施設長の判断で、夕方暗くなってから、半分ぐらいの利用者さんを帰し、残った利用者さんは施設にそのままいることになりました。デイ（通所介護事業所）がショートステイ（短期宿泊介護事業所）になってしまったような状態です。

デイの利用者は、ご自宅から通ってきます。災害直後に命を守ることができたその後の課題は、利用者のご家族の安否確認です。津波がようやく引いたあとは夜のとばりがおり、ご家族との連絡は翌日以降となりました。

通所介護事業所の介護職員

ご家族と連絡のとりようがないので、施設で一夜を明かすしかなかったんです。ですが、夜中でも高齢者の安否を確認に来られたご家族もおられました。そのときに思ったのは、「ああ、こんな大災害のときは、みんなで別の場所へ避難するのではなく、移動しないことも、人を探すための拠点となるから大事なんだな」ということでした。でも、あれだけの大災害なので、みんな一人ひとりが命からがらで、預けたおばあさんの確認の連絡をとりようがないご家族もいたんでしょうか、施設に来られないご家族もけっこう多かったです。

翌日から、施設長が市役所などに出向いて、どなたを施設でお預かりしているか、張り紙をしたりもしました。でも、老老介護などの場合、ご家族が市役所まで足を運べないこともあります。結局2日ぐらいかけて、デイの利用登録者のご家族の安否を確認するため、職員が避難所を回りました。

また、避難所にいるご家族と連絡がとれても、「おばあさんは車いすだから」と引きとりを拒まれ、施設が利用者さんを預かり続けることも多く、通所介護施設が臨時の入所介護施設として対応せざるを得ないことも生じました。

なかにはご家族がみつからない利用者さんもいて、夜になるとけっこう、泣いている声だって聞こえます。「やっぱり誰も迎えにこない」とか「何やってんだい」「きっと娘のとこさ、行くようになるんだ」とか。どうしていいかわかんないって人もいるし。

ご家族を亡くされた利用者さんも、たぶんいらっしゃると思うんですが、そこまでは把握していません。帰れる状況かどうかを把握するだけの余力が施設としてはなかったので、その辺の状況判断をするときが1回目の大変さですね。

避難所へ行くか行かないか

「福祉避難所」をご存じでしょうか。平成19年（２００７年）の新潟県中越沖地震で、初めて災害基本法に基づく福祉避難所が設置されました。福祉避難所とは、既存の建物を活用し、介護の必要な高齢者や障がい者など一般の避難所では生活に支障をきたす人に対して、ケアが行われる他、特別な配慮としてポータブルトイレ、手すりや仮設スロープなどバリアフリー化が図られた避難所のことです。しかし、東日本大震災の発生当時には気仙沼市に福祉避難所はなく、通所介護事業所の利用者が避難するのは、一般の避難所しか選択肢がなかったのです。

通所介護事業所の介護職員

翌日になって、被災した施設での生活にはもう無理があるので、やっぱり一般の避難所のほうに移動しようということになったのですけれど、津波の影響で道路がないんです。瓦礫で全部埋まってしまったのです。ですから、地元の消防団と警察の力をお借りしながら、道を確保してもらい、まず自力で歩ける人が避難所の中学校に行ったんです。道なき道だったから大変。けっこう長く歩きました。利用者さんもだし、私たち職員も車いすを押しながらとかおんぶしながら、1時間も2時間も歩いていったんです。情報も何もなく、何が起こっているのかもわからない状態で。
ようやく避難所について、冷たいおにぎりを口にした途端、すごい涙が出てね。本当に冷たいおにぎりなんだけど、みそ汁があったかいので、本当にあのときは、「あ、やっと助かったんだ」って実感がわきましたね。若い男の子の介護職員さんも「助かった」って、ぼろぼろぼろぼろ泣いていましたね。

しかし、大変な思いでたどり着いた避難所も、安住の場所ではありませんでした。

通所介護事業所の介護職員

我々が駆けつけたときには、一般市民の方も含め、もうすでに多くの方々が避難をされていました。そこで2晩ほど過ごすことになるのですが、体育館ですので板張りです。暖もとれない、食事も満足なものが提供できない。ああいう環境のなかでお互い様という思いをもっていただければいいのでしょうけれども、なかには心無い言葉をかける方もいらっしゃる。我々とすればもうここにいるのは無理だと感じ、3日目に同じ社会福祉法人の他の事業所に受け入れ状況をたしかめて、そちらに移動をしました。

これだけの大規模災害ですと、公助(公的機関による援助)はちょっと無理ですね。自助、共助、そして、最後が公助の順でしょうか。自分たちで生き延びること、乗り切ることを考えていかないとだめだと痛切に感じた場面です。

宮城県の老施協（老人福祉施設協議会）は、宮城県沖地震の想定をして、宮城県内をいくつかのブロックに分けて、支援の連絡体制ネットワークをつくっていたのです。ところが電話がだめだと、どことも連絡がとれない。気仙沼にいながら、気仙沼の被害状況がほとんどわからない。それで、ずっと避難所にいるしかなかったのです。移動のときも、結局何かあっても自己責任ということで、警察と消防の了承を得て、利用者さんを各施設に移動させたのです。その後は、そこでお世話をすることになりました。

一方、免震構造が整備された新しい施設では、避難所へ移動しませんでした。高齢者の入所施設が敷地内に併設されていて、食料も備蓄されていたからです。その施設に近隣の住民も避難してきました。

被災した入所介護施設

高齢者の入所介護施設は、震災前の気仙沼市には特別養護老人ホームが6施設、介護老人保健施設が4施設ありました。介護保険制度上の違いはありますが、施設で昼夜生活をする要介護高齢者を、介護職員がお世話する点は同じです。50人から100人規模の施設が多数を占め、要介護高齢者を一時的に受け入れるショートステイや、先ほどの通所介護事業所を併設する施設もあります。1つの敷地のなかで様々な介護サービスを展開する施設も多くあります。

入所介護施設の介護職員

介護職の会議中に揺れを感じて、すぐ施設に戻ってきたんです。そのとき消防自動車が避難勧告のために施設の前にいたので、何メートルの津波ですかと聞いたら、6メートルの津波ですという。町内放送も6メートルといっている。そのころ気仙沼市は6メートルを想定した津波訓練をやっていたんですよ。この建物は海抜7メートルの高台にあるので、毎年の消防訓練のときは「ここまでは津波は来ないから、待機で大丈夫」と打ち合わせていました。で、待機していたら、来たんです、津波が。

窓ガラスは奇跡的に破れなかったけれど、施設の2階まで大波は勢いよく流れ込んできました。急激に波が襲ってきたのじゃなくて、激しい水の流れのなかに施設がとりこまれたといえるでしょうか。私たちは1階にいたのですが、水に流されながらも上の方に空間ができていたから、首を上に向ければなんとか息はできたんです。

私は両脇に高齢者を抱えたまま、ぐるぐると施設のなかを流されながら、抱えているお2人の首を上にして、なんとかナースステーションのカウンターに体を乗せました。で、プーリーというリハビリに使うひもに捕まっていていたといったんですけど、1人のおばあちゃんは「助けてくれ!」といって、私の体をつかんで離さない。そのときほど、手が2本しかないのがつらかったことはありません。私は動きがとれないまま、目の前で車いすの方が沈んでいくのを目にしました。車いす、浮かないんですよ。波の勢いで一瞬浮かんで、バランスを崩して沈んでいってしまう。

2階に上がって、防火扉をバーンと閉じました。そうすれば、なんとか水は入ってきません。けれども130人を超える利用者さんの2分の1近くの尊い命を助けることができませんでした。でも職員がみんな利用者さんを抱えて、お一人お一人を助けたんです。

その夜は、4人部屋の居室4つに全員が入って、一夜を過ごしました。体も濡れているし、ものすごく寒かったですね。夜中の4時ごろかな、認知症のおばあちゃんが、「ああ、今日、まだご飯、食べてないね」って、ぽつりといったのをきっかけに、ああ、そうだねと、注射用の蒸留水とかを集めて、カセットコンロでおかゆをつくって食べたかな。意外とね、落ち着いていましたよ、その夜は。ただ、建物の周り360度全部火事なんです。その火がだんだん迫ってきてね、大体100メートルぐらいまで迫ってきたね。

被災しなかった入所介護施設

被災しなかった施設ではどのようなことが起きていたのでしょうか。被災を免れたのは、地盤が固かったとか、内陸に施設があったなど、様々な要因がかかわってきます。大きな地震があったとき、窓や扉を開けて避難路を確保する、建物の倒壊から身を守るために屋外へ出たほうがいいとは、しばしば耳にすることです。

入所介護施設の介護職員

「あ、これは大きい地震だ」と思い、すぐ正面出入り口を開けて、窓という窓を開け放ち、使っていない毛布とかを全部手にとって、頭上に照明などがあって危ない人たちに、毛布をかけて回りました。利用者さんに泣きすがられたので、「大丈夫ですよ。すぐ収まりますから」って声をかけながら、ボイラー室に行って、ボイラーの電源が下りているか確認し、ガスの元栓を閉めて戻りました。「外に出るか?」って上司に相談されたので、これはもう出ないといけないなと判断しました。泣いている職員もいたんですけど、泣いている場合じゃない。利用者さんを助けなきゃいけない、表に全員、出さなきゃ駄目だってことで、一斉にバーッと寝たきりの方のベッドを押したりしました。自立歩行ができる高齢者のなかには、「もうこのまま死なせてくれ」って、座り込んで動かない人もいたりしたんです。

野原のようなところに介護ベッドを30台並べ、当然屋根はないですよ、じきに雪も降ってきました。通所介護には送迎用の車があるけれど、長期入所者にそんなものはありません。だから木の棒を支柱にして、ブルーシートを張ったんです。施設の前がもう海でね、津波が避難したところまで近づいて「もうこれ以上逃げる場所はないな」って、他の職員さんとしゃべっていて……でも、それ以上水が上がってこなくって、本当によかった。それによく、風邪をひかなかったなと思います。

建物は、ガラスが1枚割れたくらいで大丈夫でした。夕方6時過ぎ、もう薄暗くなったころ、利用者さんを部屋のなかへ戻しました。施設全体が静かになったのは夜10時以降だと思います。「もう皆さん、今休んでおかないと」って、口にしだしたのもそのころでしたね。

建物さえ堅牢なら、そして十分な食料備蓄とライフラインさえあれば、入所介護施設は安全なのでしょうか？　そうとも限りません。施設が見晴らしのよい高台に立地することもしばしばありますが、その高台まで通じる道路が寸断されたときには、施設は孤立し、支援情報や物資の流通からも孤絶状態に陥り、困難に見舞われます。

施設内で比較的安全が確保されたとしても、行政と早くにつながり、要介護高齢者が集団で暮らしていることを知らせることは重要です。施設の建物が一時的な「避難所」と認められることで、住宅を失った人のシェルターの役割だけでなく、地域の災害対策拠点にもなります。つまり、行政による情報と物資の配給ネットワークに属することを意味するのです。実際、気仙沼市が発表した最大１０５か所の避難所のなかには、個人の自宅や敷地内のビニールハウスが10人ほどの避難所として記載されています。

入所介護施設の介護職員

入所者が50名ほど、そしてショートステイとデイサービスを合わせて50名、計100名ほどが被災した夜、被害のなかった施設の建物で過ごしました。私たち、一晩かけて、ここに避難した人たちの名簿をつくって、それを届ける義務もないんですが、翌朝、「私たちのほうから市役所になんとか連絡をとらなければいけない」と考えて、初めて津波が引いた街に出たんです。道を曲がると、もう、何にもなかった。まさか、ここまでの被害とは思ってもいませんでした。

市役所も大きな被害を受けていて、いろんな人たちでごった返していました。高齢介護課も市民課も、何がどうなっているかわからない状況でしたが、課長さんがちょうどいて、名簿を受けとっていただいたのです。そして、私たちの施設は避難所ではないけれども、いま250人ぐらいが宿泊して、出入りの人も含めると280人ぐらいいるということを伝えたんですね。そうしたら市役所がいち早く避難所情報のなかにうちの施設をリストアップしてくださった。おかげさまで、その後の物資の配給や給水もスムーズにしていただきました。

入所介護施設は、そこで暮らしている利用者を守りますが、地域で暮らす在宅介護の高齢者やその家族を一時的に受け入れた介護事業所もありました。施設長の独自の判断で、入所者の定員が60名のところ倍の120を超える人数を受け入れたところもあります。

入所介護施設の介護職員

近隣の高齢者の方は、廊下で寝ていただくような状態でした。40人も定員超過をして、なんという基準破りかとヒヤヒヤしたんですが、ただ、そのときはもう、困っている人をみて、何ともお断りできなかった。でも介護認定を受けた人は介護サービスを利用できる、そう判断したんです。今回の大震災のように、非常時というのか、本当に緊急避難的な対応をしなくちゃいけないときは、決まりも何もあったもんじゃない。そんなものは無視していい、そう判断してやりました。あとから、尼崎からボランティアで来ている方に、「異常なときに異常な判断をする、それが正常なんだ」といわれて、なるほど、言い得て妙だなと思いました。

あとから行政から「よく受け入れてくれた」と褒められました。状況が変われば変わるもんですね。

この施設は、120名の高齢者の介護を提供し続けました。しかし、介護職、看護職、そして給食のボランティアの派遣を要請したのですが、震災直後の1か月間は想像を絶する混乱で、派遣には少しばかり手間どりました。

介護職員も被災者であり、家族の安否が心配なのは当然のことです。この生死を分ける3日間のあとでも、施設職員が家族のもとに帰れなかった施設もあれば、とりあえずすべてのデイ利用者を一時的に自宅に返し、職員を家族の安否確認のために帰宅させた施設もあります。その判断は、施設長に一任されているのが実情です。職員も人間ですので、「とにかく家族の安否だけを、順番にでもいいから確認させてほしい。そうしたら働く力が戻ってくる」と、帰宅を施設長に訴えましたが、「二次災害が怖い」ということを理由に、施設長が許可しなかった事業所もありました。

入所介護施設の介護職員

もう、職員の誰も「帰りたい」と口に出すことはなかったですね。陰では泣いていました、みんな。本当は帰りたいです。だけど、利用者をほっといて帰るわけにもいかないし、帰れるもんなら帰りたいけどね、そんなことできないし、つらかったですね。子どもを案ずる職員もいたし、親のことも心配だしね。みんな条件は同じ。みんな帰りたいけど、帰れない。でも、誰もそんなことをいうこともなく、もうしょうがないんだ、みたいな感じで。

このときの対応が、後々影響したのかもしれません。介護職員の離職はどこでも大きな問題ですが、被災後、若い介護職員の離職が増えた一因となったとも考えられます。

2 — 行政保健師がみたもの

被災直後

ここでいう行政保健師は市町村保健師といわれる、市町村の健康増進課などに勤務する人たちです。地域住民のゆりかごから墓場まで、病気の予防はもちろん、母子保健も介護も一手に引き受け、健康増進に力を尽くす専門職です。地区を担当し、地域に顔を覚えてもらって保健活動が始まるというのが従来の保健師でしたが、今はかなり違っています。地域担当ではなく業務（法令）担当制といえばいいでしょうか。母子保健法や介護保険など、ライフステージ別に設定された法律に従って、保健師は配属部署も違えば、活動も縦割りになっているのが現状です。

気仙沼本庁の保健師

気仙沼市役所のすぐ前にあるワンテンビル1階の事務所で仕事をしていました。地震はすごく強くて長く、今までにない感じでした。逃げろ！　10メートルの津波が来る！　といわれて、まず市役所に行き、そこも危ないというので、さらに裏の坂を上って高台の駐車場に避難しました。そこから海はみえません。でも、「あれは何？　車？　流れてきた！」と指を差された方角をみると、車だけでなく瓦礫やいろんなものがどんどん流れてきました。駐車場からはちょうど庁舎の内部が見下ろせるようになっていましたから、庁舎にも水が入り、地域包括支援センターの部署には車が3台くらい突き刺さっているのがみえたのです。あの分じゃパソコンなどもだめ、ああ、データがなくなってしまったと思いました。

本吉総合支所の保健師

揺れが収まったあと、津波警報が鳴り響きました。大変なことになると思っているうち、少し高台になっている支所の窓から津波がみえました。初めは土砂崩れかと思ったのですが、隣りの総務課の防災無線で、津波だということがわかりました。

災害時に市町村の庁舎が被害を受けることは重大な出来事です。気仙沼市役所は大きな被害を受けましたが、市長をトップとする災害対策本部は防災の専門集団である消防本部にすぐさま設置され、警察、海上保安庁、東北電力などが参集したのです。1つの握り飯を市長と総務部長で分けあいながら、まさに不眠不休の5日間の闘いを続けた災害対策本部でした。その後本部は本庁舎へと移ります。その間、一部残った市庁舎内では副市長が行政職員の指揮をとりました。

災害対策本部の目的は主に3つ挙げられます。1つは災害状況の把握と情報収集です。次に災害対策に利用できる資源の把握、最後は、災害状況と利用可能な資源を考慮した意思決定です。そのために最も重要なことは、災害対応に関連する行政、消防、医療、警察など様々な関連団体が一堂に会し、皆で情報を共有することです。

そこでは、同じ部屋で仕事をするという単純なことがとても大事になってきます。気仙沼市は旧気仙沼市と唐桑《からくわ》町、そして、本吉《もとよし》町が合併してできた市です。本吉は合併から間もない被災であり、元の本吉町の町役場と町の職員が多く残っている時点での被災となりました。市の本部と連絡がつかなかったこともあり、小さな元町役場ですべての情報収集と意思決定がなされました。

震災発生当時、気仙沼市には、市役所本庁に8人、南の本吉総合支所に5人の保健師が所属していました。ただ、気仙沼市には、平成21年（２００９年）に合併したばかりの本吉地区に、昔ながらの保健師活動に近いシステムが当時も残っていて、大きな力を発揮することになります。

本吉総合支所の保健師

すぐ救護に当たるため、看護職の確認をしました。訪問中の保健師1人と連絡がとれませんでしたから、私を含めて保健師４人、看護職２人の6名体制で、たぶん避難所も増えるだろうから、2名1チームにして動きましょうと避難所を巡回する支援体制をとりました。連絡がとれなかった保健師は津波に遭い、その後、死亡が確認されました。

津波で流された人が中学校に運ばれているから、救命のため行ってくださいという要請を受け、中学校に向かいました。救命胴着を着て、ヘルメットもかぶり、次の津波で流される可能性もあると思い、私の氏名を確認できるよう、救命胴着と下着にも名前を書いて出かけました。目の前で津波をみていましたから、もしかすると、という不安は、正直ありました。

気仙沼本庁の保健師

揺れが収まったら職場に帰るつもりで、何ももたないで駐車場に避難しました。でも、もう職場には戻れないぞといわれ、駐車場から本庁舎に隣接するワンテンビル2階の大ホールに集まりました。そこに移った直後に、1年前のチリ地震津波のとき、かなりの数の市民が大きな避難所に避難した経緯があったので、大きな避難所に保健師などを張り付けるという命令が出たのです。10か所だったか11か所かの大規模避難所から、各人が希望する避難所に向かうことになりました。

私はもともと唐桑《からくわ》の人間なので、気仙沼旧市街のことがよくわかりません。そこで唐桑のほうに行くことにしました。歩いて行けとの命令でしたが、ちょうど無事な車があったので、それに乗せてもらい、小学校へ向かいました。暗くなっていましたが、火がかなり燃えていて、同乗した職員は、あー、家が燃える！

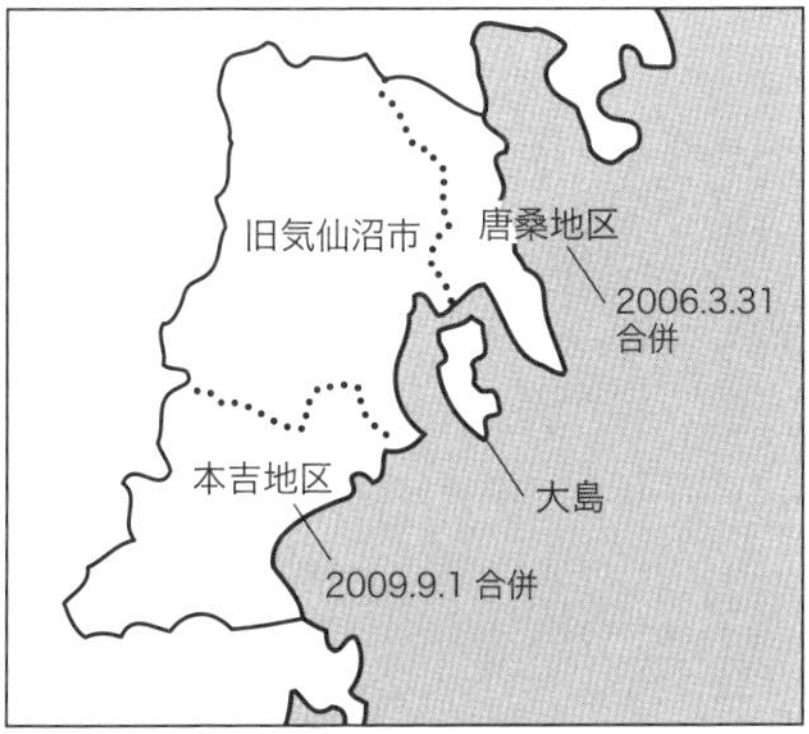

唐桑町、本吉町が合併し、今の気仙沼市になった。

といいながら移動したのです。

地震の直後から降り始めた雪が、津波が運んだ瓦礫に白く積もったほど、この日の気仙沼は気温が下がりました。避難した人たちが地震のあと闘ったのは、この寒さです。

避難所で保健師は何をするか……。マニュアルにはっきりした記述はありません。「救護」のために向かったわけですから、避難してきた人の「安全確認」「健康確認」はもちろんですが、市民は事前に決まっていた避難所ばかりでなく、お寺や公民館、学校、病院など、思い思い、様々なところにも集まっていました。そんな臨時の自主避難所には毛布もなければストーブも、水や食料の備蓄もありません。夜が更けるとともに、家族などを探す多くの人が、そんな避難所を訪ね歩きました。

気仙沼本庁の保健師

すべての避難所が同じだったわけではありません。水に濡れている人も、怪我をしている人もいない避難所もありました。大きな被害を受けた人がいない避難所でも、状況は大変でした。着の身着のまま逃げてきた人ばかりで、ストーブもあるにはあったけれど、集会所が広いので、全然暖まりません。保育所の先生方が子どもたちの布団をもってきてくれたり、地域の人たちが自宅から毛布をもってきてくれて、それをまとって、みんな縮こまるようなかたちで一晩過ごしました。多くの人たちはぐったり疲れ果て、私が行政の人間とわかっても、何かを訴える気力もないようにみえました。

保健師として何かしなくてはなりません。思いついたのが、避難している人の名前を書いてもらうことです。出て行くときには消してもらえばいいと思い、保育所からペンと模造紙を借りて、避難してきた人に名前を書いてもらいました。その日はたぶん600人くらいいて、出入りも激しかったけれど、やるしかないので、名前のチェックはしっかりやり、名前を書いた紙を、次々に玄関に貼り出しました。顔見知りのケアマネジャー（要介護高齢者の心身状態を把握し、介護事業者との連絡や調整を行い、ケアプランを作成する専門職）も、担当している人の確認に避難所を歩いて回っていましたし、身内の人たちを捜している方も大勢いました。誰が避難所にいるのかという情報が、そのとき最も求められるはずと思ったのです。同時に、わかっている範囲で、地区にあった避難所を、臨時のところも含めて、地図に書いて貼り出しました。夜半になって、ボーンボーンという爆発音が何度となく聞こえ、窓からは火災の炎がみえました。

本吉総合支所の保健師

看護職が、要請を受けた中学校に着いたのは午後4時過ぎだったと思います。この中学校はすぐ目の前まで津波が来たところで、もう10人くらいの方が運ばれていました。ほとんどの方は溺水《できすい》・窒息の状態でしたから、交代で蘇生をし、死亡を確認するためにAED（心肺蘇生のための医療機器）で心臓が動いていないことを確認して、トリアージのブラック（トリアージは患者の治療の優先順位を色で示すシステムで、ブラックは死亡と不処置を示す）の札をつけて別室に運びました。蘇生の後、うまい具合に泥水を吐いて息を吹き返した方もおられました。

生きている方は打撲と低体温ばかりで、怪我の処置はほとんどありません。近くの小学校の校庭では、ご家族が子どもたちを迎えにきて、そのまま待機状態でしたので、雪のなか、その人たちの状態を1人ずつ確認して、どなたがそこに残っているかをチェックしました。

2時間くらい蘇生をやっていたら、突然、消防の方から呼ばれました。本吉地区の他部署の方は、私たち保健師が何をするべきか、誰が何の担当なのか、よくご存じなのです。行ってみたら、子どもさんを津波で流された若いお母さんが半狂乱の状態でした。どこの誰かはすぐわかりましたから、お話を聞いたあと、その方の実家に連れていきました。

この中学校には、たくさんの地域の方が避難されていましたし、中学校はもちろん、近所の高校や小学校の先生方も帰れない状態でしたから、避難所の運営に協力していただいて、一緒に泊まり込んでいただきました。

夜の食事は、本吉地域にある「振興会」という40の自治会組織のうち、被災していない地区に、おにぎりをつくってほしいとお願いをしました。皆さんがお米をもち寄り、塩にぎりにして出してくれました。この振興会は、本吉町時代の町長が昭和55年（1980年）ごろからつくりあげたものです。母子保健から高齢者まで、1万2000人という本吉地区の人口は、ちょうど顔がみえる規模で、保健師も振興会に入っていって活動していました。頼まれなくてもお互いの暮らしを見守ることで地域をつくってきましたから、今回のおにぎりをつくってくださいという要請にも、さっと動けたのです。

おにぎりは、たまたま支所に1台だけガソリンを満タンにしたばかりの車があったので、それで各所に運びました。その後、この「食料運搬車」に保健師が同乗して避難所へ移動もしました。ですから、その保健師が戻ってくるのは、次の運搬車が来るときで、それまで保健師は行った先で滞在するというかたちになりました。

2日目

夜が明けるのを待ちかねて、人々は動き出しました。雪がやみ寒さが和らいだのは何よりでしたが、携帯電話はつながりません。余震で揺れる市の中心部は、津波が運んできた瓦礫などであちこち通行できない場所があります。かろうじて通れるところも、泥水で道路は川のような状態、ヘドロは浅いところでもくるぶしくらいまであり、水産加工場の冷蔵庫から流れ出たたくさんのサンマが、いたるところにちらばっていました。そんな泥などをかき分けて、気仙沼市全体で最大時には100か所以上あった避難所を、余震におびえながら、家族の安否を求め、市民は訪ね歩いたのです。

気仙沼市はリアス式の海岸線に沿って南北に広がった町で、唐桑半島や船で渡る大島など、普段でも交通の便がいいとはいえません。その交通アクセスを津波は文字通り寸断し、本部との連絡はもちろん、どの道が通れるのかという情報さえ把握できていませんでした。

気仙沼本庁の保健師

朝になって、携帯電話が通じるところまで降りてみようと、坂道を降りて被災状況を目の当たりにしたときのショックは、今もはっきり覚えています。何もなくなっている！　これから一体どうしたらいいのか！　という絶望感と不安、泣くしかありませんでした。どこにも行けないとわかりましたから、自主避難所になっていた集会所に戻りました。

すぐに問題になったのは食事です。幸い、集会所のあった地区は、直接の津波被害を受けていませんでしたから、地域の婦人会の人たちがおにぎりをつくってくれました。そして、手持ちの野菜も料理したいけれど、市で食材を買ってもらえないか、集会所のプロパンガスが切れそうだから市で買ってくれないか、など尋ねられました。ここは避難所ではないので、毛布も食料も何もありません。つくっていただくしかないので、独断で「よろしくお願いします」と答えました。

避難所の運営は、公務員である私たちがするしかありません。避難している人たちからよく聞かれたのが、ふだん飲んでいる薬が流されてしまった、どうにかならないか、ということでした。しかし、私たちには移動する足もなければ連絡の仕様もありません。病院がどうなっているのかさえわからず、こうしたほうが良いということがまったくいえませんでした。

本吉総合支所の保健師

翌日から2日間は避難所を巡回しました。生存確認や状態の悪い方の緊急応急手当のためです。支所に運ばれてきた、精神的に調子の悪くなった方の手当を済ませてから、3チームに分かれた看護職が、数時間ごとに本吉地区にできた19か所の避難所を回りました。

透析《とうせき》（腎臓機能の代替のため、機械で血液を浄化する治療法）や在宅酸素療法（自宅で酸素吸入をする治療法）をやっていらっしゃる方の確認や設備の確保は支所内で働く方にお願いし、私たちがやったいちばんの仕事は、流出した薬の調達です。糖尿病や高血圧など慢性疾患に対する薬で、幸い本吉総合支所は被災しなかったので、資料は全部紙ベースでありました。その個人の健康情報の資料をもって避難所を歩き、あなたはこの薬がないんでしょう、調達しますからとお話しする、そんな感じでした。ただ、地域の基幹病院自体が被災していましたから、大変な状況ではあったのです。

ずっとこの地区で保健師をしていますから、体や心に支障をもっていらっしゃる方のお名前とお顔は、おおよそ把握しています。民生委員の方は一人暮らしの老人世帯や高齢者だけの世帯、母子家庭の世帯など、福祉に関する情報を記載した名簿をつくっていらしたし、私たち保健師も福祉票をつくって、身体障害者手帳や精神手帳と連動させるだけでなく、ご家庭を訪問して一人ひとりの個票をつくっていました。それがそのまま利用できましたから、避難所で、この方はどこから来て、ふだんはどんな状態の人だったのかという確認が、すぐとれたのです。ですから避難所を歩いて、「変わりないですか?」「寒くない?」「誰々さん、あ、いましたね、よかった」など、話をしながら、健康確認をしていました。また、チームごとに別々に活動しますから、それぞれが大学ノートをもち、時系列に、いつどこへ行って何をしたのかを書くようにしました。内容は、何々が足りないですよ、欲しいものはこれです、などという、保健師などの職域を超えた、物資の問題が72時間以内では中心でした。

気仙沼市の保健師たちは、市街地などでは大きな避難所に張り付き、本吉地区ではチームを組んで巡回と、それぞれ異なった対応をとることになりました。もともと気仙沼市には高齢者が多く、発災当初から、高齢者への薬剤投与や感染症対策、栄養面、衛生面を含めた環境整備や在宅療養支援などが必要なことはわかっていました。そんな高齢者たちが保健師にまず求めたのが、日頃飲んでいた薬の調達です。しかし、「お薬手帳」などをもち出していた方はごく稀《まれ》で、多くの方は飲んでいた薬の名前など、まったく記憶されていません。そんな場合の頼みになるカルテやデータも、気仙沼本庁ではパソコンごと津波で流され、バックアップもありませんでした。

気仙沼本庁の保健師

避難所で、看護職としての仕事はほとんどできませんでした。食事を運んだり、名簿をつくったり、いろいろな物資を運んだり……道具もなかったけれど、他に避難所の運営をやる人がいなかったからです。同じ課の人たちがどこに配置されているのかさえわかりませんでした。

避難所の運営は落ち着くまでかなり時間がかかりました。何百人といましたから、まずトイレは汚れます。誰に掃除をしてもらうか、皆さんに協力をお願いするしかありませんでした。皆さん土足ですから、床もかなり汚れています。靴だってどこにおけばいいかわからない。そこで、靴が入るくらいの袋を集めてもらい、それがこちらに届いたときに、タオルをみんな雑巾にして、動ける人たちみんなで拭き掃除をして、これから土足厳禁にしますと宣言しました。

助かったのは、市内で被災した医師や看護師の方が、みんなと一緒に避難所で雑魚寝《ざこね》をしてくれたことです。夜中に具合の悪くなった方の診察をしてくださったり、患者さんに2日分くらいのお薬を渡してくれたり、本当に助かりました。靴の上から釘を踏み抜いた人がたくさんいたし、汚い津波の水を飲んで吐いた人たちも何人かいました。釘を踏み抜いた人には「ズキズキするようだったら、もう1回来て」といいました。傷を洗いたいけれど、その水がありません。消毒して、状況をみて薬をつけるしかできなかったのです。その夜、本庁から一度帰ってこいとの命令が来て、本庁に戻りました。

本吉総合支所の保健師

物資で困ったのは水と薬です。とくに精神科のお薬はどうしようと思っていて、避難所で患者さんをみつけると、「お薬、必要ありませんか?」「お薬はもって逃げましたか?」などと確認しました(幸い精神科の薬は、4日目に本吉出身の精神科医が山梨県から自力で山越えをして、多くの患者さんが日常飲んでいる薬をもってきてくれました)。

DMAT(災害急性期に活動できる機動性をもつようトレーニングを受けた医療チーム。72ページ参照)の方が被災した本吉病院に入ったのは、震災の翌日でした。私たちも避難所を巡回しながら、本吉病院に医師の先生がいるからって、皆さんにお伝えしました。

また、本吉の小泉地区の避難所では、震災の翌日から市立病院の看護師の方々や助産師、養護の先生方に自主看護のチームをつくってもらいました。そして「私たち保健師は各避難所を巡回しています。何かあったら無線で連絡してください」と、お願いすることができました。具合が悪そうだというのは一般の人もわかるでしょうが、救急搬送が必要かどうかの判断は、医師か看護師しかできません。そんな自主看護チームができた大きな避難所が本吉地区には2か所ありましたから、残りの避難所の状況を確認するのは、けっこう容易にできたのです。避難所には1日2回くらい回って、誰々さんにはこの薬を服用してもらいましたという報告を受けたり、「この避難所にたぶん、この人とこの人がいて、病院に行けていないはずだからちょっと探して」ということで探したりとか。

そして、私たちの巡回チームには歯科医の先生方にも入っていただきました。3日目あたりから、「歯ブラシがほしい」という要求が出てきたためです。

3日目

気仙沼市災害対策本部から規模の大きな避難所に派遣された保健師の多くは、2日目、3日目に、一度本部に戻るよう指示され、その後、また別の避難所に派遣されました。その間、自宅に戻ったり、家族を探し歩いた人は、1人もいません。夫や家族が避難所に来てくれて安否の確認ができた人もいましたが、家族を亡くした人も多く、不安を抱えたまま、ずっと避難所の運営に力を尽くしました。

一方、本吉地区は、市の災害対策本部と連絡がとれないまま、独自の活動を続けていました。よく晴れたこの日、地元の河北新報は、「生きてほしい。この紙面を避難所で手にしている人も、首を長くして救助を待つ人も絶対にあきらめないで」と社説に書き、コラムの「河北春秋」では、「打ちひしがれ、絶望のふちに沈みそうな心を少しでも救えるとしたら、それは互助のぬくもりではないか」と訴えかけました。

気仙沼本庁の保健師

私が翌日派遣されたのは、多いときで2000人近くが避難していたところです。夜の間じゅう、私ともう1人の保健師で、すべての部屋を点呼チェックして歩きました。

大変だったのは人数の多さだけではなく、市立病院などから患者さんが運ばれてきたことでした。軽症と聞いていましたが、実際は車いすにのっていたり、胃瘻《いろう》（口から栄養をとるのが困難な場合に、胃に直接栄養を入れる医療措置）の方だったり、けっして私たちが考える「軽症」とは思えない方々でした。とくにここは普通の体育館ですから、胃瘻の対応なんてできません。個人病院の先生や看護師の方が胃瘻栄養の準備のあるところに連絡し、対応してくださいました。在宅で寝たきりのご家族を避難所に連れてきたあと、一度自宅に戻った際に津波に遭って亡くなった介護者もおられました。

認知症の方などもいらして、なかなか集団に交じることができなかったので、緊急事態ということで介護老人福祉施設に入れていただいたり、寝たきりなどで介護が必要な方たちは1つの部屋に入ってもらったり、透析の患者さんは、私たちがついて、体育館の車で市立病院に運んだりしました。

1つの部屋に集まってもらったのは、その方々のおむつ交換や食事介助とかを、人数の少ない私たちで、なるべくしやすくするためでした。

気仙沼本庁の保健師

医療救護班の先生たち、DMATの先生たちが、3日目から来たんです。気仙沼は津波の被害が圧倒的なので、阪神・淡路大震災とは患者さんの内容が違うんです。生か死かの、両極端しかない。怪我人はいません。市立病院が被災してしまったため、高血圧や糖尿病とか慢性疾患の薬がないというのが、私たちへの相談のほとんどでした。先生たちが2日分くらいの薬を一人ひとりに渡してくれたので、すごく助かったんです。それまでは薬問屋さんたちが市販薬などを差し入れてくれたりしていました。

本吉総合支所の保健師

2〜3日目あたりから、避難所でアルコールの問題が出始めていました。依存症の方はお酒がないといって騒ぎだしますから、警察と一緒に行って、その方を説得したり。

実は震災の数か月前に警察と消防と私たちとで、アルコールでとくにハイリスクの方の情報交換会をして、重い方には入院をしていただいたりしていました。そうでなくてもアルコール依存症の方はストレスに弱いので、遠方のご家族と連絡をとって、避難所以外のところに移っていただくよう手配をしたりもしました。

それ以外のハイリスクの方々の生存確認も同時にしました。地震後3日目のころになると、この地区のどこまで浸水したとか、津波が来たという情報は総務課から来ます。そこでその地区の避難所に行って見当たらないときには行方不明なのか、実家に行ったのか、それとも地域社会のリーダーとなる方のお家に行っているのか、予測をたてて訪ねていったりもしたのです。

気仙沼本庁の保健師

3日目の朝、行くように命じられた中学校には、3つの介護施設で被災された方々が、濡れたままで避難されていたと聞きました。「洋服を買ってあとで送るから、とにかくすぐに行ってくれ」ということで、行ってみると、小さなストーブが5つくらいあるだけで、600人以上はいたでしょうか。皆さん、段ボールや毛布に包まれているような感じでした。被災されたうち、1つの施設は、他に何か所か介護施設をもっている法人で、そこにグループホームと特養（特別養護老人ホーム）の方は分散して移動してもらいました。残り2つの施設の方の受け入れ先がなかなか決まらず、私が行ったときにもう3人の方が亡くなっていて、そのあとも2人、結局、5人の方が亡くなりました。この間、支援物資は何も来ませんでした。

本吉総合支所の保健師

私事なのですが、家族は主人と主人の母の3人。主人の母には、「私も主人も働いているから帰れない、何かあっても自力で逃げて！」と、日々いっていたんです。その主人の勤務先は南三陸町で、テレビの映像をみたとき、「主人はだめだ」と思いました。でも、だめだと思ってもどうしようもないから、仕事するしかない。ずっと支所に泊まり込んでいました。私たち医療職はそういうふうに行動するよう、慣れさせられたのでしょうか、私事より仕事と。

みんなから主人は亡くなったと思われていたんですが、3日目に内陸を通って戻った主人が支所に来たんです。私は巡回でいなかったのですが、主人の同級生が職員でいて、主人が帰ってきたというので、劇的な対面だったそうです。でも、「帰ってきたよ」という職員に、私は「あ、そう」と返事しただけでした。私たちってそういうのだめなんです、感情を押し殺しながら仕事せざるを得なかったんだろうなと、ちょっと他人事のようですが、思います。

本吉総合支所の保健師

今回の震災を経験して、大変だった反面、すごくいい経験ができたと思います。ですから、若い子たちに、もっとこの場所で、いろいろ経験してもらいたい。それは大きな地域に行くと、絶対にできない経験です。介護保険の担当になったら介護保険だけ、本当にそれだけになってしまいます。でもこの地域は、介護保険も母子関係も高齢者の問題もメンタルの問題も全部やらなくてはならないのです。それはここ本吉でしか経験できないことなんです。

3 ― 気仙沼市立病院の職員がみたもの

被災直後

日本の病院や医院は、効率的で地域の実情に合った医療を提供する体制をとるように計画されています。風邪や高血圧の管理など、日常的な医療を提供する区域を一次医療圏、比較的専門性のある入院を含む医療を提供できる区域を二次医療圏、先進的ながん治療などに対応する三次医療圏があります。気仙沼市は、震災当時、南三陸町と合わせて1つの二次医療圏を構成し、気仙沼市内に6つの病院と28の医科診療所がありました（2012年11月以降は、石巻・登米《とめ》・気仙沼二次医療圏に再編されています）。

気仙沼市立病院は、震災以前から災害拠点病院と指定されていました。しかし、建設から46年が経過しており、病院施設の60％は耐震強度基準が設定される以前に次々と継ぎ足されてきたものです。震災以前から、災害拠点病院の機能を果たすために、新病院の建設が急務となっていました。

気仙沼市立病院の医師

あの日午後2時46分、気仙沼市立病院の外科では内視鏡の検査が終わりに近づいていました。激しい揺れに、「病棟はきっとつぶれたに違いない」誰の脳裏にも、築年数が頭をかすめたといいます。と、そこへ第一報が届きました。病棟からです。壁などに一部亀裂ができたり、スプリンクラーの配管から水漏れがあったりはしましたが、入院患者、スタッフに大した怪我人も出ていない由。どうやら建物はもちこたえたようです。

病院はもう自家発電に切り替わっていて、テレビも消えています。誰かがワンセグをもっていたらしく、何度も何度も「大津波警報が出ています」と叫んでいます。6メートルにも達する津波がやってきそうです、と。サイレンは鳴っていたか、たしか聞いたような、聞こえなかったような。

「大変なことになってきた……」とは思ったものの、このときはまだ、スタッフの目の色はそれほどせっぱつまったものではありませんでした。揺れはたしかに近ごろにない激しさでしたが、激しかっただけに、なんとかそれを乗り切った一瞬の安堵が、すでに迫りつつあった津波のスケールまで予測する緊張の持続を鈍らせてしまったのでしょうか。病院は高台にありますし、海からも離れています。「ここまで津波が来るとなったら、もう気仙沼、終わりでしょ」みたいな。油断とはいわないまでも、張りつめた緊張がほどけたひと時でした。

本来なら院長を本部長にして災害対策本部が立てられ、そこで明確な指揮命令系統が構築される段取りになるところでしょう。しかし情報が錯綜《さくそう》して何が起こっているのかはっきりつかみにくかったあのとき、手順通りのしっかりした対策を立てるという意識が薄まっていたのは、かなりたしかです。

救急外来の入り口には、やがて搬送されてくるに違いない救急患者の重症度、緊急度を判断して治療の優先順位を決めるトリアージポストが建てられました。正確には3か所設けられたようです。トリアージとはフランス語で「選別」の意、ポストはそれを行う場所です。

気仙沼市立病院の職員

外来患者がどっと押し寄せてくるだろうと予想されました。大がかりな訓練はやっていませんでしたが、とりあえず、トリアージポストを建てなければなりません。職員たちはけっこう手早く取り組みを始めていました。実際に受け入れオーケーが出たのは地震発生後30分ぐらいでした。基幹病院としてここしかないという自他ともに認める評価がありましたから、患者さんは全部ここに来るだろうと思っていましたが、ただその時点では、津波は私たちの頭にはありませんでした。津波を想定した訓練など、これまでまったくしていませんでしたから。

そのとき、看護師の1人がふと窓越しに川をみると、もこもこと白い煙のようなものが立っていました。患者さんはまだみえていませんでした。「一体何なの、あれは?」と大声を出しました。波が川伝いにどんどん、しぶきを上げて逆流していました。それが建物の足元まで襲ってきていたとはあとで知るのですが、まさか、うちの病院までさかのぼってくるほどの大きな津波が押し寄せるなど想像もしていなかったのです。

一方、押し寄せる人々を印象深く語ってくださった看護師もおられます。自家発電もあり医療専門職がそろっている病院に人々が集まるのは自然なことかもしれません。しかし、病院は、避難所にしてはならないのです。病院は、医療を必要としている人たちのための場所なのです。

気仙沼市立病院の看護師

患者というよりは避難してきた人々が、次々に玄関前のほうに上がってきていました。その人だかりがすごかった。私たちは、人の波を押しとどめようとしました。避難の人たちを入れてしまうと、あとから押し寄せてくる患者さんの対応が大変になる。こっちに行って、あっちに行ってと、なんとか外に誘導しようと、腕をふり回しました。すると、「私はこんなに足が悪いのに、もっと高台に行けというのか」とか、「何でここにいられないのか」と抗議する人もかなりいました。「申し訳ありません」を繰り返しながら、大勢の人たちの動きを整理しようとしました。頑固に残っていた人もいました。

今回の震災は、阪神・淡路大震災とはまったく違った様子を呈したのです。神戸という住宅の立て込んだ地域での大震災では、建物の下敷きになって大怪我をした人が大勢おられました。しかし、東日本大震災は亡くなった方のほとんどが水死だったのです。流された方は残念ながら二度と戻ってはきませんでしたが、津波の魔の手を免れた方々は、ぴんぴんしていた。今回の災害は、そんな特徴がある災害でした。

気仙沼市立病院の職員

あの日、もう修羅場《しゅらば》と化していると想像された救急外来は、意外や静まり返っています。「なんで？　みんな、一体どうしたの。本当にいないの、患者さん」と納得いかない思いでした。本当はもっとたくさんいるのに、病院までたどり着けないでいるだけなのじゃないのか。実際、市内の道路に真っ黒なヘドロと瓦礫が堆積して、馬力のある救急車輌も病院まで来られなかったのです。結局その日のうちに搬送されてきたのは100人に達しませんでした。それも巡回中のパトカーや救急車が拾ってきた人たちでした。

患者の数は、2日目、3日目とだんだん増えてはきましたけれども、その大部分が軽傷者で、あとは中程度の傷病者でした。この方々は診察してくれというのではなくて、流された薬をくれといっているだけです。元気なんですよ。元気なんだけど、今まで飲んでいた薬が自宅とともに流されてしまったので、だから、「薬だけくんねえか」といっているのです。「どこか具合が悪いとか、足が痛いとか、おなか痛いとか、そういうのではないけれど、流された薬だけちょうだい」という人たちなのです。それが1200人、みえた。来院の数とほぼ同じ処方箋発行枚数でした。

阪神・淡路大震災のときのように、瓦礫に挟まれたりとか、そういう方々もなかにはいましたけれど、今すぐ救命救急をやらなくてはならないような急性疾患の方が極端に少なかったというのが、東日本大震災のたぶん、特徴なんです。阪神・淡路大震災みたいに、瓦礫に倒されて、いっぱい怪我をして、火傷を負ってなどという人はほとんどいないんですよ。

気仙沼市立病院の入院患者は被災時点で368人でした。そのうち1人で歩ける方が101人、肩をお貸しするなど手助けがあれば自力歩行のできる方が101人、残る166人は担架などを利用しなければ移動できない患者さんたちでした。そのうち、街のほうで煙が上がり始めます。これから気仙沼の人々がいやというほどみせつけられる津波の猛威の始まりでした。

気仙沼市立病院の職員

煙をみたとき、これだけ大きな地震ですから、火事ぐらい起きるだろうと思いました。でもそれは、物が燃えて出る煙ではありませんでした。天井裏に長年の間に積もり積もった埃や、家屋が津波に押し流され壊された建材クズが土煙となって立ちのぼったのです。そして、津波の到来です。たちまち病院の足元まで水が押し寄せてきて、目の前をいろんな物が流されていきます。電気系統をやられたのでしょう、無人の軽自動車が、クラクションをパーと鳴らしながら流されていく。それをみていた外科医は、そのとき初めて身の危険を感じたといいます。

すぐに患者の避難が始まりました。エレベーターは止まっています。1階と2階、下のほうの階に入院している患者さんを早く上の階に上げようと、職員総出です。自分で歩ける人は3割ぐらい。2割が軽度の歩行介助を要する方、残りの5割は車椅子かストレッチャー、あるいは担架を使わなければなりません。階段で担架を使うのは、斜めに傾いてしまうから大変です。おばあさんでも、男性の職員が6人ぐらいいないとうまく運べません。そのときいた入院の患者さんは、ちょうど週末で少な目でしたが、それでもおよそ350名いました。建物の階段だけでなく、病院脇の坂道も使って運びました。人工呼吸器をつけて100キロを超えようというおじいさんも、「先生、運びましょうっ」と若い職員たちが一斉にやってきて、わーっと2階から4階まで運び上げてくれました。

どの病棟の患者さんから移動させるのかも考える必要がありました。いちばん危険な場所にあったのが産科の病棟でした。新生児は、医療者が見守る必要があります。だから、移動の優先順位は高く、日のあるうちに移動しなければいけない。また、1階は整形外科病棟でしたが、津波がすぐ下まで迫っているし、次の津波が来るかもしれません。だけど、整形の患者さんですから、移動には困難がある。少なくとも2階のフロアまで移ってもらう。脳外科の患者さんは、すぐに移動できるよう1つの病室に患者さんを集めて待機させる。4階には循環器の患者さんもいたのですが、無理に移動するとかえって負担になるから、4階まで危険が迫った場合には集中的に移動するからと、病棟にとどまってもらいました。

このようなとっさの判断をして、病棟スタッフが自発的にいろいろ動いてくれました。これは危険だよねと、各病棟ごとに判断してくれたのです。通常の業務ができないリハビリとかレントゲン技師などの人たちは、助っ人として投入されました。彼らも重要な役割を果たしたのだと思います。

看護師が初めに提案したことを、医師が、じゃあやろうよと参画するかたちで、この地域ならではのスタッフ間のコミュニケーションもうまくとれたのではないかと思います。災害時には、対人援助の最前線にいる看護部が、重要な役割を果たせるのだと思います。場所でも人でも、どう有効に活用していこうかと、みんな主体的に声をかけてくれました。

病院には、医療事務など委託の職員もけっこう入っています。非常事態でまったく通常の業務ができないわけです。でも被災翌日からちゃんと出勤してくれて、何をしたらいいかと積極的でした。委託業者のトップの方と連絡がつかなかったところもあったので、その方たちにも、例えば床の清掃をしてもらったり、伝令をしてもらったり、けっこう動いていただきました。今後は職員だけではなく、委託業者も含めた訓練が必要なのかなと思います。病院は、ますます委託の職員が入ってきますし、その辺は十分考えなければいけません。

1日目の夜

市内全域が停電していました。気仙沼市内の建物で明るいのは、自家発電をしている市立病院だけでした。真っ暗な闇のなか、灯りがこぼれる高台の市立病院。市民の皆さんはどんな思いでこの風景を目にしたことでしょうか。ここに来れば何か情報がつかめるのではと、坂道を上ってきた人たちが多かったといいます。夜中まで病院の待合ホールのテレビの前で、無言で画面をみつめる市民が静かな夜を迎えます。

気仙沼市立病院の職員

帰るすべもないし、ここにいるほうが安全だと、ほとんどの職員は病院にとどまりました。家族に連絡もつかない状況でしたから、心配は心配でしたが、逆に病院を出ていっても、もっと危険という判断だったのだと思います。海際の重油のタンクが全部引火したそうです。病院の自家発電の燃料もいつまでもつか、微妙なところでしたが、タンクローリーから抜きとって補給したり、そのうちに県のほうからも重油が届いたり。1機休ませては、次はこっちを動かすというやり方で、関係者がうまく回してくれたのです。

水だけは出ました。透析患者が160人以上いましたから、水を確保しなければと、優先的に回してもらったのです。最初、トリアージポストと一緒に、ポータブルトイレをかき集めて、水がストップしたときの態勢をとりましたが、トイレも一応は流れました。食料は、病棟内でみんながもち寄ったり、売店の在庫を無料で配ってくれたり、当初の食料としては、そんなにひどいことにならずに済みました。病院内の給食部門は4階を使わせてもらうことになり、ガスボンベをもってきて、なんとか食事をつくりました。職員の食事もつくってくれました。おにぎりを何百個にぎったとか、手を真っ赤にしながらいっていましたね。

震災直後にNHKの記者が入り、今何が必要かと聞いたときに、当時の院長がとにかくコメだといったようです。それを聞いて、秋田からコメを届けてくれたりしたので、給食部は、患者の分と職員の分と毎食つくってくれました。

気仙沼は水産関係が多いから大型の冷蔵庫があります。冷蔵庫が稼働できなくなって、保存食品を大量に使ってもらうなら病院だと判断してもってきてくれたので、あの非常時にしては意外なほどまともな食事ができました。

2日目以降

1日目、2日目と患者の命を必死で守った市立病院でしたが、災害の状況は深刻で、重い病状の患者の命を守るためには、他の医療圏へ患者の移動をすることが現実的な課題となってきました。

とくに気になったのは透析患者さんです。水の確保がいつまでできるかわからないのです。他の重症患者さんも105人おられ、結局3月22日までの9日間で209名の患者さんをヘリコプターで搬送したと病院は記録しています。

そのとき必要だったことは、搬送先の病院の許可をとり、患者さんを選定することです。その後患者さんとご家族に説明をし、ヘリコプターを手配します。空中搬送ですから、天候の影響も大きいですし、病院のスタッフも確保する必要がありました。実際のヘリポートへの搬送は分刻みで行われました。

気仙沼市立病院の看護師

患者さんの搬送もいろいろ問題がありました。何が最善の結果となるのか、誰もわからないので、病院内の意見が割れたんです。輸送手段がある今のうちに患者さんを移さなければいけないという意見、別のドクターは、もう地震はある程度収まっているから、今移さなくてもいいんじゃないかという意見。ものすごい温度差がありました。でも結局今、患者搬送をすべきという結論になりました。そうなると、短時間のうちに200名もの患者さんのカルテや書類をそろえなければならない。

患者さん本人にしてみれば、そんな方針が自分たちの知らないところで決められたという思いもあるし、説明するほうも泣きながら、聞くほうも泣きながらという感じでした。携帯電話も通じませんから、家族への連絡もとれません。透析患者に関しては、身の回りのことは自分ですべてできる人だけが対象で、家族もつかないで自分だけで行ける人ということでした。命を守るために搬送すると説明しているのですから、車いすの人や動けない人を病院に残すという選別は、険しい雰囲気になりました。透析以外の患者さんを選別するのは、病棟の医師と看護師でまず相談してもらい、その指示を受けて、看護部も考えを入れながら最終的な人選をした、つまり、病院全体の意思で対象者を決めたというわけです。

施設関係からも、引き取るとの申し出があったので、例えば痰《たん》の吸引とかをやっている人は、こちらの電源が停止するかもしれないため、搬送対象にさせていただきました。

他の病院への移動を家族から希望された方はあまりいなかったですね。病院側、私たちの側の判断で送り出した患者さんがほとんどだったと思います。むしろここから出ることの不安のほうが大きく、どうして私が行かなきゃいけないんでしょうかという反応でした。自分の家も被災して、さらに遠くの施設に行くことにすごい不安もあるし、家族もそこに行けるかどうかわからないですから。

病院の外来診察では、重症の患者さんは少ないものの、非常に多くの市民が押し寄せてきました。受診希望者はもちろんですが、震災前に入院していた患者さんの安否を尋ねるご家族もいます。それ以外に、大怪我をして受診し入院しているのではないか、亡くなって安置されているのではないか、と家族の情報を得るために来られる一般市民も大勢おられます。地域の医療機関は、災害時の一般的な安否確認の一大拠点になるのです。安否確認の情報収集も、病院が求められた災害時の機能の1つでした。

気仙沼市立病院の看護師

病院の外来フロアに看護師が立っていると、ものすごい数の問い合わせを受けるんです。その問い合わせの数を減らす必要があったんですね。入院患者さんの安否確認のため、ホワイトボードに名前と部屋番号を書いて、みてもらうようにしました。個人情報の保護に反しますが、この緊急時には必要なことと判断しました。亡くなった方も名前は書かせていただきました。記録を開示して共有するかたちにしたわけです。

これは、私たち看護師の仕事なのだろうか、と迷いもありました。ただ、全体の状況を把握している人が誰かいないと、病院にいらっしゃった方たちに回答できません。その患者さんは車いすで外来受診後、ここに帰られましたよということを誰かが伝えてあげないと、必死に3時間もかかって探しにきた方たちに、あなたは患者さんじゃないから関係ありませんとはいえませんでした。そこまでが私たちの責任なのかなと思いました。

たぶん、どんな災害時でも、地域の医療機関には、入院していないかとか死んでいないかなど、絶対市民の皆さんがやってくるでしょうね。みんな通常の精神状態じゃない、もう必死だから、「わかりません」という答えでは済まなかったですね。「そんな不親切でいいのか」なんて怒鳴りつけられたりして、すごかったです。また、この一覧表は、来院された市民の方の記録にもなりました。あとから聞いたところでは、医事課では、この一覧表は混乱していたトリアージポストの診療記録と突き合わせをして確認することにも役立ったようです。

4 開業している医師・歯科医師がみたもの

被災直後

気仙沼市内には震災当時28の医科診療所があり、そのうち15軒が全壊し、医師も2名死亡、結果的に5軒の診療所が廃業を余儀なくされました。病院の立地や規模により被害状況は様々でした。気仙沼市医師会は、震災前に、震災が起きたときにどう対応するかを協議する委員会を設けていました。そして、いわゆる縦割りのような行政による地域防災計画に対し、より現実的なかたちで動けるように医師会から行政に提案をし、あとは協定を結ぶばかりの段階になっていました。

また、「ただいま診療中」というのぼり旗を作成し、すでに会員の医師に配布しておりました。今回の災害でも、大規模避難所でこののぼり旗を掲げて診療を続けた医師も大勢おられます。個々の医療者として災害時に何をなすべきか、常日頃からの議論が役立った状況もみられます。

開業している医師

被災したとき、タイミングというか、運がよかったんだと思う。大津波と警報が出て、どうしようかと考えたとき、もう停電もしていたし、医院を閉めて避難しようと決めました。車で避難しようとまずは考えたんですが、周りをみたら渋滞で車はまったく動いていない。高台まで歩いて10分ぐらいだから、歩いて上っていくことにしました。着いたら、津波がバーンと来た。目の前が、それこそCGのような世界だ。うわー、何だこれっ。ただ、高いところからみていたので、リアル感がちょっと薄かった。距離があるから。

今度の津波は、とりあえずみんなで、高いところへ、すぐ逃げるというのがいちばんだったと思う。できるだけ身軽に2本の足で逃げていく。車で逃げる途中に流されたという話はいっぱい聞くのでね。車で逃げてそのまま、親子4人死んだとか聞くと、やっぱり車はまずいかなと思う。でも、今回たまたま私たちは助かりましたが、もう本当にどうなるかは、運によるのだと思う。

あとから、自衛隊の助けで避難するときに、あちこちに遺体があるわけ。あそこにもあるよ、と自衛隊員に教えると、「いや、今生きている人が優先ですから」という。そんななかを隊員たちに誘導されて逃げてきた。

気仙沼市医師会の職員

突然大地震が起き、津波がどんと来ました。想定を上回る規模でした。大きな火災まで発生しました。いつも程度の地震なら、せいぜい建物がどこか傷む、壊れる、地盤が崩れる程度という頭があるせいか、あらかじめ医師会で用意した無線をもって避難した医師は20人に1人しかいませんでした。気仙沼市医師会の医師は、総勢約70数名。ほとんどの無線が水をかぶって使えなくなりました。

今回の地震前に災害計画を議論した当初も、おそらく規制がかかって携帯電話は使えなくなるだろうと考えていました。医師会用として、衛星携帯電話（86ページ参照）ではなく、普通の携帯電話に近い衛星携帯電話をもとうという話も出ていたのです。でもやっぱり費用の問題があって、別なかたちの衛星携帯電話を県の補助で設置したのですが、電気が止まってしまいましたから、それも結局使えませんでした。


被災した医師も避難所に避難しましたが、天の采配かと思うほど、各避難所に医師たちがうまく散らばりました。ですから避難所のなかで正式な医療救護所ができる前に、被災者である医師たちが、避難先で、それぞれ独自の救護所を始めたかたちになったのです。

中学校の保健室で救護活動をずっと続けていた医師、小児科医は避難所にキッズルームを設けるなど、多彩な診療活動をしていました。医療相談も受けてくれる仮の救護所が、震災直後から各避難所で始まっていたのでした。

開業している医師

市民会館に避難した直後から、奥の楽屋みたいな場所を強引に使わせてもらい、避難してきた怪我人などを診ていました。日が暮れるころ、中学校の体育館を避難所として開放するから移ってくださいという知らせが伝えられ、私は家族とともに中学校に移りました。着いたら突然、市の職員から救急箱くらいの箱をドンと渡されて、「ここで救護活動をやってください」といわれました。「え、ちょっと待って。オレ、被災者だぞ」といっても、「とにかくやってください」。おいおい、と思いましたが、やらないわけにいきません。

1年前のチリ地震津波のときは、避難所に避難はしたけれど、結局夜までしかいなくて、じゃあ帰ろうかと腰を上げ帰ってきた。今回もせいぜいそんなつもりでいました。だから、大事なもの、例えば書類なんか1枚ももって出てないわけです。クリニックの建物は鉄筋の2階建てでした。あとからわかったんですが、水はその2階の床上1メートルまで上がってきていました。というわけで、当日の夕方から避難所で救護をやっていました。その日の夜、対応した市民の方は、骨折が3人と、あとはびしょ濡れの4人でした。とくに印象深かったのは、午後6時ぐらいに濡れねずみ状態で連れてこられた女の子です。油をだいぶ飲んだらしい。

停電してまっ暗ななか、ラジオから災害状況のレポートが聞こえてきます。何か大変なことが起きていることは伝わりますが、細かいことはさっぱりわかりません。アナウンサーが、「今、気仙沼高校のあたりにいます。今から移動します」といってから1時間ぐらいすると「新しいレポートです。向こう側が燃えています」という。ラジオを聴いている我々は「向こうって、どこだ?」と思います。さらにラジオは続きました。「対岸が燃えています」。でも、どこの対岸かは、わからないんです。聴いている者には、よくわからない実況放送でした。でも、避難所の外に出てみると、たしかに空が真っ赤に輝いているんです。「燃えてる、燃えてる」「あれはどの辺だよね」

そのうち件《くだん》の女の子が、ゼーゼーいい出しました。これはまずい。すぐに病院に連れていく必要があります。「車はないか？　動く車が必要なんだ！」

私の叫び声に応じるように、動く車が1台みつかりました。そしてその子を乗せて、市立病院を目指して、行けるところまで行ってみようと発進したんです。運転席に市の職員が乗り、助手席に私、後ろのシートに看護師とその子を乗せて、川沿いのヘドロまみれの道をスリップしながら走っていきました。途中のガード下には水が溜まっています。車が通り抜けられるかどうかわかりません。真っ暗ななか、懐中電灯で水の深さを探りながら、「このくらいの深さなら通れるかも」と誘導しながら進みました。とにかく、恐ろしい道行《みちゆき》でした。そして、この角を曲がれば市立病院に到着するというところまでなんとかたどり着いたのですが、曲がった途端、目の前は車がびっしりと連なった大渋滞でした。しょうがないので、別な方向から病院へ行こうと、大回りのルートを通ったんです。

市立病院の顔なじみの先生が、「何しに来たの、手伝いに来たの？」「いや、オレは被災者で、今避難所にいて」「ああそう、手伝いに来たの？　トリアージポストは3か所設置したけど、黄色の人、つまり入院しないけど経過観察の人が多いんだ。あっ、こちらの先生とは初めてだよね」「ああ、そうですか」と、わけのわからない名刺交換をしました。なんでオレ、こんなことやっているんだと思いながら、「いや、実は肺炎の患者を連れてきたんだ」と。その子はすぐ赤いタッグがついて人工呼吸管理になりました。1週間後には管が抜け、今は元気らしい。

2日目

医師会の災害協議委員会では議題にもならなかったことですが、震災後、皆が愕然と気づかされたことが、遺体の検案（死亡状況の確認）を済ませなければならないということでした。溺水のために一度に多数発生した遺体の検案作業は、何よりも急ぐべき大きな課題でした。深刻な被害を受けた医師も含め、科を問わず、小児科、産婦人科、外科、そして歯科医も、当局の要請を受けて遺体の検案に携わりました。警察はもちろん、自衛隊の部隊も各地から来てくれました。なかなか表には出にくいことですが、遺体の検案が済まないと、ただでさえ滞りがちな火葬や葬儀が、ますます進まないという不都合が起こってきます。

検案は遺体を搬入する場所の設定から始まります。今回は市立の小中学校の校長と市の職員が相談して8か所、主に体育館に設定されました。遺体は発見場所の近くの安置所に置かれるわけではありません。許可が得られた安置所に、順番に収容されていくのです。だから遺体が上がった地域とはまったく反対方向の安置所に遺体が運ばれ、家族との言葉なき面会を待ち続けることも起こります。遺族も本当に大変で、車もないし、ガソリンもない。しかも遺体に免許証とか、カードとか何か身元がわかるものがあればまだいいですが、流されて手がかりが何もない場合が多い。顔形の特徴などから、「もしかするとうちの家族かも……」と家族が安置所を次々と移動し、往復してきては、遺体と対面して、この方は違うとかいうようなことを繰り返しながら、人物を同定していくのです。

開業している医師

翌朝、市の職員に呼ばれて私が避難所の入り口の方へ向かうと、この一夜を越せずに、凍死した人が大勢いたことがわかりました。そして、生き残った人が避難所に大勢来られていました。その方々の救護をしているうちに、あるご家族が検視（検案と同じ）をやってほしいと私に頼んできたんです。彼は僕の同級生で、母親を助けたけど冷たくなっているから、先生、ここで検視やってくれ、というんです。けれども検視は本来警察の立ち合いのもとでやらなければならない。今こんな事態でどうなるかわからないから、あとから返事すると答えました。

他にも、手の怪我の治療が終わったら、「実はお願いがあるんですけど」といい出した人もいました。向こうの屋根の上におふくろがいるから、検視してくれというんです。その人は母親と一緒に車で逃げたのですが、車から放り出され、2人でやっと屋根の上にたどりついたんです。一晩過ごすうちに、次第に母親が冷たくなっていく。「すぐそこにいるんだ、なんとかしてくれ」と懇願されたんです。でも、どこにそのおふくろさんがいるのかわかりません。その人も無我夢中で避難所に来たので、よく覚えていないのです。しばらくあたりを探しまわって、「ああ、あそこだ」。屋根の上にお母さんらしい人が横たわっているのをみつけました。うーん、あんなところじゃ検視もできないよね、といっているところに自衛隊員の姿がみえたので、「ああ、よかった。あの屋根の上に遺体があるの。なんとかして」と頼んだのでした。

歯科医は、医療者として救命活動をする機会はありませんでしたが、検案には大きな役割を担いました。当時の気仙沼歯科医師会は南三陸町まで含まれていて、会員が35名、死亡した歯科医が3名で、ほとんどの会員が、診療所も家も被災して避難所生活をしていました。そこへ、検案の依頼です。避難所から、遺体安置所まで通うことになりました。

開業している歯科医師

私たちが検案するのも、ご遺族が来て対面するのも、同じ場所です。ありえない状況ですよ。泣き叫ぶご遺族の方々に囲まれながら遺体を調べるんです。

普通、子どもさんが1人行方不明になっただけでも大騒ぎになるじゃないですか。それなのに、子どもさんの遺体が並んでいるのに、誰も迎えにこない。遺体安置所に子どもさんとランドセル、子どもさんとランドセルって横に並べて何人もが安置されている。ランドセルって水のなかで体が回されても、背負ったままで亡くなるので、身元はすぐわかるんです。なのに、こんな大勢の小学生の遺体が上がってて、なぜ、お父さんお母さんが来ないんだ、何をしてるんだと思うと、お父さんお母さんは、その近くで遺体になっているんですよ。迎えにくるはずがないです。

あの厳しい状況のなかでどうして私が検案を続けられたのか、今でもわからないです。ただ、ご遺体だけは、何としてでもご家族のもとに返してあげたい思いはありました。11日の朝、「行ってきま～す」って元気に登校したまま、「ただいま」がいえなかったんです。亡くなったんだから、自分の口から「ただいま」っていえないです。でも無言のままでも、なんとかお家に帰してあげたい、そんな思いです。

開業している歯科医師

震災前に交通事故での検案事例があっただけで、僕は検案の経験はほとんどないんです。最初の1週間は朝8時から夕方4時までどんどん遺体が運ばれてきて経験がないまま検案をしなきゃいけない。夜はやりません、だって、電気がないから。

検案しながら、間違ったらどうしよう、このやり方でいいのかなって、自問自答して不安でした。研修は受けたんですけれど、生きている人間でやったので「口、開いてください」っていえば、皆さん開いてくれます。今回は、指導の先生のいない現場で、かつ亡くなっていて口が開かない状態です。なんとか口をこじ開けて、さあみようと思ったら、口のなかが泥だらけでみえないんです。なんとか最初の日は10体くらいの口のなかをみました。

　まずご遺体の口のなかをチェックして、その状況を克明に記録して遺体の上に置いていく。照合はあとですね。口の状態を、指紋とか所持品と同じようにお1人ずつ記録する仕事を日没までしました。この時期は亡くなってから時間が経っていないので、人相でご家族が確認できた。ですから我々の仕事はあんまり必要じゃない。必要になってくるのは、遺体が損傷しだしてからなんです。5月のゴールデンウィークから9月くらいまでがいちばん忙しかったかな。検案所見で初めて身元がわかるケースが全体の7%くらいらしい。

3日目

　被災後48時間を過ぎたころから多くの支援が気仙沼市に到達し始めました。十分に訓練された医療援助者もチームでやってきます。本来、災害医療支援の主力となるのは、厚生労働省が設置するDMAT（Disaster Medical Assistance Team）です。負傷者の初期医療を担当するチームで、崩れた家や岩などに挟まれた人命救助を目的とし「瓦礫の下の医療」と称されます。しかし今回の気仙沼では、東京都により設置された「東京DMAT」が国の支援よりも早く初期の医療支援を展開し、その後、日本DMATなどの様々な医療チームが合流していきました。

　人命救助の時期を過ぎると撤退を始めるDMATですが、それと代わるようにして活躍するのが

ＪＭＡＴ（Japan Medical Association Team）日本医師会災害医療チームです。こちらは地域の医療体制が回復するまでの医療支援が目的のチームです。実はこのＪＭＡＴ、東日本大震災の発災時は、結成を目前とした最終検討段階でした。３月15日、急きょＪＭＡＴ派遣を決定し、被災地３県への派遣が稼働し始めました。

しかし、どれほど優秀なチームが来ても、支援を受け入れる側の対応が活動成果を大きく左右します。そこでは医療者を支える医師会事務局や市立病院事務局などが活躍します。

気仙沼市立病院の医師

ＤＭＡＴの方々には最初は市立病院の支援と、各地域をローラー作戦で回っていただきました。避難所だけでなく、山間部にも住民がいますが、辺鄙《へんぴ》なところですから、状況がわからない。行ってみていただけませんかとお願いし、医療活動をしていただきました。その地域はあまり被災していなかったんですが、１回でも確認しておけば、あとは安心です。

地域の診療所がほぼ壊滅した状況では、避難所以外の、地域に暮らす住民の健康管理も重要な仕事です。地域の住民も受診できる無料の医療救護所の立ち上げも急務の課題でした。

気仙沼市医師会の職員

ＤＭＡＴは気仙沼の地理に疎《うと》いし、道路状況も悪くガソリンの入手も難しくなっていました。ですから、やみくもに行ったり来たりするのではなく、全地域をエリア分けし、張り付いてもらいました。エリアごとに徒歩範囲内に医療救護所を立ち上げたわけです。

気仙沼市に全部で25か所の救護所を立ち上げました。支援活動の最初から最後まで本部事務局には東京都の職員の皆さんに張り付いていただき、支援側のリーダーの医師と地域医師会が連携しながらまとめていただきました。

医療支援チームは、早ければ2～3日で入れ代わるので、ミーティングのときに、救護所とそのエリアを示した地図は毎回皆さんにお配りしました。そのおかげで各救護所の担当エリアがそのまま引き継がれ、次の方がまた参考に使い、混乱なくスムーズな医療救護活動を展開していただいたと思っております。

医師会に残っていたのぼり旗と、被災していない医療機関から回収してきたのぼり旗を各救護所に全部立て、診療が受けられる目印にしました。

被災していない住民にも、市から情報を流すことは大切です。それまで通っていた医療機関が被災していても、どこの医療救護所でも無料で受診できること、そして、救護所まで行けない高齢者などのところには巡回で医療者が来ることを周知しました。情報が得られたことによって医療は混乱しないで済んだのです。

これが軌道に乗ってきたときに、会員の先生方にはいったん避難所での活動は引き上げてもらい、自分の医院再開に専念してもらいました。それは支援チームが引き上げたあと、地元の医師が医療を担う必要があるからです。支援者からの引き継ぎができるよう、基本的な体制を整える準備に専念することも必要なことです。

5 訪問看護師がみたもの

被災後

地震発生当時、気仙沼には市内に1か所、対岸の大島に1か所、計2か所の訪問看護ステーションがありました。災害後には市内に訪問看護ステーションが新設され、どの施設も順調に活動を続けていいます。つまり、震災当時は市内の潜在的な需要には応じきれていなかったわけですが、当時は足りないという印象は誰一人もっていませんでした。ニーズが増えたのは、地震後の医師や看護師の活動のおかげです。

さて、津波が襲う前、「南三陸訪問看護ステーション」には所長含め8人のスタッフが所属し、そのほとんどが訪問先で看護業務を遂行していたのです。

訪問看護師

地震発生後すぐ、所長から全員に事務所に戻りましょうというメールが届きました。そのときのステーションは津波の被害が最もひどかった海岸近くにあって、避難をする人とは逆行して、その海岸近くの仲町にあったステーションに全員、いったん戻ったのです（その後、この決まりは改正されました）。津波が来ます、避難してくださいという市の放送は、もちろん耳に届いていていました。

ですからステーションに戻ったらすぐ、私たちが訪問するときにもっていく大きなカバン1つをもって、高台に走って逃げました。途中、スタッフ1〜2人と在宅医療の医師にも会って、1キロくらい走ったのでしょうか、ギリギリのところで高台に避難することができました。避難の途中、近所にお住まいの利用者の方のことが気になったのですが、在宅医療の先生の「自分たちが逃げて助からないと、他の人たちも助けられないんだぞ」という言葉に励まされ、命からがら避難したのです。

自分たちがどれほど死の淵《ふち》の間近に立っていたのか、それを実感したのは、津波が引いたあと、ステーションがあったところに戻ったときでした。跡地には便器1つが残るだけ、営業車は6台中5台、スタッフの車は全員分、流されてしまっていました。自宅をなくしたスタッフもいたし、私は従姉妹を亡くしました。そんな私を勇気づけてくれたのが、唯一もって逃げた「訪問バッグ」でした。これさえあれば看護はできる、きれい事に聞こえるかもしれませんが、訪問バッグこそ私たち訪問看護師が抱く使命感の象徴だったように思います。
その日は市民会館に避難して、一晩、いろいろ看護や介護のお手伝いをしながら、夜を明かしました。寒かったですね。新聞紙やゴミ袋を身にまとって、体を寄せ合って、暖をとるしかありません。暗いはずの空は火災のため真っ赤に染めあがり、一体これからどうなるのだろうと不安でいっぱいでした。

震災当時、南三陸訪問看護ステーションは、およそ140人の利用者の看護と介助を行っていました。そのうち地震のあと、関連死も含めると、30人の利用者が亡くなっています。訪問看護師は、それぞれの利用者の状況を把握していましたから、必要とされる物資もわかっていました。ですから震災後2日目には、すぐに訪問が必要な方のリストアップができていました。

訪問看護師

翌日からは訪問診療を熱心にやっていらっしゃる先生が中学校の体育館に避難され、そこで寝泊まりしながら診察をしていらっしゃったので、そこへ行けば何かお役に立てるのじゃないかと、毎日、中学校の避難所に通いました。そして、先生のお手伝いをしながら、利用者の方々の安否確認をしたり、私たちがそこにいると知った家族の人たちからの、尿を出す管が詰まったとか、人工肛門のパウチがないとか、血圧が高いとか、胃瘻用の食事をもたずに逃げてしまったからどうしましょうとかの相談を受けることになりました。助かったのは、市内の病院に行けば薬を出してくれたこと、また、尿の管や胃瘻用の食事は市立病院に駆け込んでいただくことができました。

その間、ずっと頭から離れなかったのが、いつから訪問看護を始められるか、ということでした。行く、行かないじゃなくて、「どうやったら利用者のお宅に行けるか」。そこは私たちの訪問を待っていてくれているお宅ですから、迷いはありませんでした（結果的に訪問看護を始められたのは震災後6日目、徒歩での訪問です）。そして自衛隊が来るまで、およそ20日間、避難所になっている中学校の体育館に通ったのです。

6 栄養士がみたもの

被災後

ひと口に保健師といっても、市町村に勤める方、企業に勤める方、保健所に勤める方などに分かれるように、栄養士も、病院や診療所に勤めて患者一人ひとりの状態に合わせて食事提供など栄養管理をする方もいれば、小学校や社員食堂などに勤務して健康づくりのサポートを仕事とする方、県庁や市町村の役所、保健所などに勤務して、地域の健康づくりのプランニングや栄養相談をする方、また福祉施設に勤務して高齢者や障がいをもった方に食事の提供や栄養管理を行っている方もいます。

宮城県では全市町村に最低1人以上の栄養士を配置していて、気仙沼市でも、市全体で8人、本吉総合支所に1人、その他、社会福祉事務所などに数人の栄養士が勤務していました。

気仙沼市の栄養士

ちょうど乳児4か月児健診が終わったところでしたが、これまで経験したことがない、ものすごい揺れでした。最初は机の下に隠れたのですが、何回も揺れたので中庭に逃げて、そこでラジオで10メートルの津波が来ると聞いて、隣りの福祉施設にいる方を避難させるのを手伝いました。高齢者を車に乗せながら、自分たちも高台の中学校に向かいました。そのときもっていったのが、宮城県の栄養士会が十数年前につくった栄養士のためのマニュアル、それとゴミ袋に詰め込んだ、調理室からもってきたふきんやラップやホイルです。なんだかサンタクロースのような格好でした。

マニュアルは私の安心材料になりました。やっぱり「どうしようか」ってパニックになってるんですね。そんなときマニュアルをみることで頭の整理というか、落ち着かせることができたし、震災1日目には何をする、2日目には何って書いてあったので、その日、自分のやることはこれだという確認もできました。行った先の中学校では先生方がすぐ対応してくれて、夜にはアルファ米のほかほかのご飯を食べることもできました。そして翌日の朝は、持参したラップでおにぎりをつくって……そうしていると、総務課の方が公用車で迎えにきて、「別の中学校のほうへ行ってください」というので、そちらに向かったのです。

大きな避難所に市の職員を張り付かせるというのが、気仙沼市の方針で、それは栄養士も例外ではなかったのです。ただ、むやみに派遣したわけではなく、なるべくなら、その地域の出身者や住んでいる人たち、縁故のある人たちに行ってもらう方針でした。

気仙沼市の栄養士

あとでわかったのですが、私がその中学校へ派遣された理由は、その地区の出身だったからです。ですから避難している方のなかには、PTAで知っている方もいたし、同じ地域で私の顔をご存じの方もいました。相手も落ち着くし、私も話が聞きやすかったです。

というのも、この地区は津波と火事でほぼ全滅、少し高台にあるこの中学校に、近隣の人はもちろん、4か所の高齢者介護施設の方も避難してきていました。服も濡れ、車いすも泥だらけ、暖をとる手段もないので、未使用のおむつを首に当てて寒さをしのぐような状態。あとから来た人にはかける毛布もなく、ふきんでよければ使ってと、もってきたふきんを渡したほどです。体育館に1000人くらいいたでしょうか。その晩、4人亡くなりました。

発電機も何もないので、夜、体育館のなかは真っ暗。1本だけあった懐中電灯を手に、高齢の方をトイレに案内するのですが、歩くスペースもありません。寝ている体を踏んづけながら進むような状況です。いすで寝ている方もたくさんいました。深く眠ると体がずり落ちますでしょ、夜中にドドンと音がしたり。私が行ったとき、赤ちゃんを連れていたお母さんが1人だけいましたが、次の日にはいませんでした。赤ちゃんがいられるような場所じゃなかった。

しかも食べ物がない。あったのは備蓄してあった乾パンだけです。2日目も3日目も乾パン。それをみんなに配って、さあ自分が食べようとしたときには、皆さん食べ終えられていて、そんな人たちを前に食べることができないし、かといって、隠れて食べるところもないし、当時は乾パン1〜2枚で1日中動いているような状態でした。

認知症の方もいっぱいいて、3日目の晩でしたか、「殺される、殺される」って叫ぶおばあさんがいるから、「どうしました?」って脇に行くと、「あんた、家からお金をどこへもっていくんだ」って。もうパニックを起こして、人を踏んづけながら歩いているので、ずっと玄関とみんながいる部屋の間のいすに2人で座っていた、ということもありました。

乾パンしかなかった避難所もあれば、震災翌日に大量の魚が届いた避難所もありました。

気仙沼市の栄養士

冷凍の魚が大量に届きました。水産会社の冷蔵庫が壊れたためです。私は市の保健衛生関連の職員として働いていました。でも栄養士ですから、看護や医療のスキルは何もない。何が自分にできるのか、ちょっと悩んでいるところに、避難所には食べ物をいろんな人がいろんなところにおいていくことに気がつきました。そこで、食べ物が来たら私のところに必ず連絡してもらうように、学校の先生にもお願いしました。そして調理室を開放してもらって、避難者の方々にも「調理や配食を手伝える方は集まってください」って拡声器でお願いをし、冷凍の魚やニンジン、タマネギを使って汁物をつくりました。ちょうど学校の下にあるスーパーが被災して、ビニールカップが流れていたのを1箱拾ったお母さんがいて、それを使ってみんなに出しました。少しずつでしたが、温かいものを出せて、来た甲斐《かい》があったかなと思いました。そのあとイクラやスジコも大量に来ましたが、ご飯もないのにしょっぱいものは出せなくて、ごめんなさい、をしました。

校庭に瓦礫を積んで大きなたき火をして、お湯を沸かして、ペットボトルに入れて、即席の湯たんぽをつくったり、その火で魚を焼いたりもしました。ただ、おにぎりなどは来るけれど、高齢者向けの食事はいくら要求しても来なかったです。ですから寝たきりや飲み込めない方には離乳食などを配るくらいしかできませんでした。避難した施設の職員の方には、施設から利用できる器具や機材をもってきてもらい、避難所のなかでおかゆや流動食をつくって施設の人たちに提供してもらっていました。

気仙沼市の栄養士

私が派遣された公民館には、デイサービスを利用していたお年寄りとか、グループホームのお年寄りとかが多かったので、そちらの職員と一緒にケアをしていました。あとはトイレの使い方など、市の職員さんと一緒に説明をしたりしました。そして、翌日から、避難所の救援物資の業務に就きました。

まず食料を支所に集約します。被害のなかった地区からの炊き出しです。それをあの避難所には何人分と配分して送るためのまとめ役をやっていました。配送は市の建設課の男性や農家の男性、自衛隊の方々にも頼んで、車の行けないところに運んでもらったり、そんな炊き出しの配分で1日があっという間に終わった感じです。13日も同じで、避難所の人数把握と、どこからどんなものがどれだけ来るかという調整を図って、そのうち物資が増えて来庁者も多いので、拠点を体育館に移しました。

気仙沼市の栄養士

この中学校に4月1日までいました。その間、自宅には帰っていません。というより、自宅がもうありません。海の真ん前だったので、燃えてしまいました。家族のことも心配でしたが、私は市の職員ですから、あなたたちの命はあなたたちで守ってね、という思いでした。

1　気仙沼・本吉地域広域行政組合消防本部　東日本大震災における被害と対応について　http://www.fdma.go.jp/disaster/syodokatudo_arikata_kento/05/shiryo_04.pdf　最終閲覧日　平成30年1月29日

2　東北地方太平洋沖地震津波合同調査グループ　東北地方太平洋沖地震津波情報共有サイト　http://www.coastal.jp/ttjt/index.php?%E7%8F%BE%E5%9C%B0%E8%AA%BF%E6%9F%BB%E7%B5%90%E6%9E%9C　最終閲覧日　平成30年1月29日

3　国土地理院　津波浸水範囲の土地利用別面積について　2011　http://www.gsi.go.jp/common/000060371.pdf　最終閲覧日　平成30年1月29日

第2章　震災からの教訓

１０００年に1度という今回の東日本大震災の規模や被害を事前に予想することなど、誰にも不可能だったことでしょう。しかも今回は地震の被害というより、過去に類をみない津波による被害がずっと大きかったのです。専門家のコメントでも、想定外という言葉をよく目にしました。

しかし、逆にいえば、今回、様々に経験したことを踏まえ、対策を講じることができれば、１０００年に1度に匹敵するくらい長いスパンの将来を見据えた安全対策が構築できることになります。

教訓を生かすことは大事です。三陸地方は、明治三陸地震などの経験から津波に対する住民の防災意識は高い土地柄で、石碑や言い伝えなどで津波の危険地区を伝承しています。今回の大震災でも、救助や被災地以外からの支援が迅速だったのも、過去の教訓の賜物《たまもの》です。

この震災の渦中、大勢の医療や福祉の専門職たちは、それぞれの地域と立場で、懸命に未曾有《みぞう》の危機に対して奮闘してきました。その過程で、こうすればよかったとか、これがあれば助かったという思いを、日々噛みしめてきました。安全対策の基本は、こうした現場で生まれた具体的な教訓にまさるものはありません。それを、この章でみていきます。

1 こうすればよかった

教訓1　通信手段をとにかく確保すること

何度も襲ってきた津波は、沿岸部に設置してある携帯電話各社の基地局や交換局を軒並み破壊しました。一帯が「圏外」となり、データの送受信を行うパケット通信を含め、すべての携帯電話による通信ができなくなりました。津波の被害を受けていなくても、長時間の停電が起きた地域では、基地局がダウンしました。蓄電池がきれたためです。携帯電話会社の大手3社で最大半数近くに当たる1万局強が停止しました。固定電話も通信が集中する輻輳《ふくそう》が起き、大手3社で80〜90％の発信規制が行われました。また、電柱が流されたために通じない地域も少なくありませんでした。

通信規制があっても優先的につながる災害優先電話も、基地局や交換局が流された今回の震災では、効果は半減だったといわれています。

頼みの綱は「衛星携帯電話」でした。端末から衛星に電波を送り、衛星は海外の基地局を介して相手先に送ります。端末さえ問題なければ、地上がいかに被害を受けていようと通信は可能です。しかし、気仙沼の場合、その端末がほんの数台しかなく、しかもバッテリーの容量が小さくて連続使用ができず、停電のときには車のシガーソケットにつなぐなど、けっこう使いにくいものでした。ですからその力が存分に発揮されたとはいいがたいものがあります。

こういうわけで、通信が遮断された気仙沼の人たちは、ほとんど情報がないまま、何日も不安な日々を送り、道路が寸断された多くの避難所が1週間近く孤立を余儀なくされたのでした。

介護事業所の職員

電話がだめだと、それでもう終わり。気仙沼にいながら気仙沼の被害状況がまったくわからない、職員にとっても自分の家族の状況もわからない、ということでした。そうしたなかで本当に皆さんに頑張っていただいた、という思いがあります。

県の老人福祉施設協議会は「これまでの災害協定の不備の部分を洗い出して、再度、緊急連絡網の立ち上げをやろう、近い将来的には衛星電話をもとう」と決めました。とにかく通信網を確保しないことには次に進めないことが、今回初めてわかりましたから。

唐桑総合支所の保健師

東北広域が被害に遭っていたなんて、あの日、私たちはまったく知らないんです。でも、ラジオが何度も繰り返していました。どこどこの駐在さんが亡くなったとか、施設で待っていますとか。

寒いし、火事はみえたし、爆発音とサイレンの音も聞こえました。その間も余震が続いて、何もできることはないんです。同じ課の仲間がどこに配置されているかさえわからなかった。

情報が収集できる状況になかったから、どこにどんな人が避難していて、何が必要かも、まったくわからなかったんです。

関東で大震災が起きたら、やはり重要なのは情報かなと思います。でも、震災のまっただ中にいる人は、本当に何が起こったか、わからないんです。

市役所の本体とは連絡が1か月間、まったくなかったので、市全体でどんなふうに対応しているのかもわからなかった。鹿折《ししおり》（気仙沼市の湾岸部）の大変な状況は知っていたので、他の地域に助けを求めることはできないと思っていました。

本吉総合支所の保健師

私たちの衛星電話は、なかなか受信できませんでした。個人の携帯電話はもっていても電波がなかった。しかし、電気は自家発電で、重油さえ入れば24時間、大丈夫でした。合併前の本吉町時代に全部整備をして、支所の建物は耐震構造にしていたから、支所の広い部屋が対策本部として使えたんです。

気仙沼市医師会の職員

看護学生や職員を避難させたあと、まずは通信網を確認しなくちゃならないと思いました。簡易無線と、ここには衛星携帯電話がありますし、医師会事務局ですから固定電話でも災害時の優先電話が1回線あります。それらを全部確認したんですが、どれ一つ通じなかったのです。個人の携帯電話も確認したんですけど、もちろんそれも通じない状況でした。その夜は何がなんだかわからないなか、身の安全は確保して、帰れる者は帰す、残る者は残る、という対応をしました。翌日から会員の先生方の安否確認に3日ぐらいかかりました。手段は徒歩です。同じ職員を同じエリアに派遣するかたちでやりました。

気仙沼市立病院の職員

携帯も何も使えない状態でした。何日か経って市の災害対策本部の前にａｕの中継車が入り、なんとかａｕだけが使える状態になってきたので、夜中に隣りの一関《いちのせき》市まで行き、ａｕの電話を何十台か購入して、それで外部とやりとりしました。災害用ＭＣＡ（Multi-Channel Access）無線もありましたが、大島の基地のアンテナが津波でやられて使えなくなっていたし、衛星電話も、震災のせいか初期設定に戻ってしまって、受信はできるけど、発信ができませんでした。

開業している歯科医師

気仙沼歯科医師会でも災害時の緊急連絡網や役割分担は、もちろんやってありました。ところが残念なことに、すべてが携帯電話やメールを連絡網の手段に使うのが大前提でしたから完全に麻痺してしまった。誰が実際に動けるのか、被災していて、最悪亡くなっているのか、1日目は本当にわからなかったという状態です。

何日かすると、室根《むろね》（岩手県一関市）の先あたりまでいくと、携帯が通じるようになったんです。それでやっと宮城県歯科医師会と連絡がつくようになり、3月16日あたりに、口腔衛生用品や若干《じゃっかん》の食料、カセットボンベなどが入った宮城県歯科医師会の第1次支援物資が私のところまで来たんです。

訪問看護師

震災後すぐに訪問できたお宅は、基本的に津波などの被害を受けていないところです。そしてそのお宅が山側だと、テレビなどが使えなかった間は、気仙沼がどうなっているのか、情報がまったく伝わっていません。そして停電しているところも随分と多かったのです。ですから、どうして訪問看護が来ないのかなどというクレームを受けることもありました。

教訓2　燃料の確保

病院に不可欠の自家発電機の燃料は重油です。病院でもし自家発電機が止まったら、人工心肺はもちろん、透析もできません。痰の吸引もできません。エアベッドが使えませんから、寝たきりの方は褥瘡《じょくそう》（床ずれ）が発生する心配があります。この大事な重油が、気仙沼の基幹病院だった市立病院でなくなりかけたのです。

この震災を機に、介護施設などでは、自家発電の機械を増やしたり、新設したところも少なくありません。その他、停電が身にしみたのはオール電化の施設で、逆に重宝だったのがプロパンガスでした。震災直後、温かい食事を提供できたのは、すべてプロパンガスが使える施設でした。燃料の種類を増やしておくことも、施設によっては必要かもしれません。

気仙沼市立病院の職員

自家発電機の燃料は重油です。地震の日、タンクローリーが来て充填《じゅうてん》する予定だったのですが、それが来ないということで、重油の確保が問題になりました。停まっていた別のタンクローリーから抜きとったり、しらみつぶしに重油が残っていそうなところを探したり、とにかく重油がないと、病院のライフラインが確保できません。3日目になると、重油はあるけれど、発電機が悲鳴を上げだして、いったん止めてから、また動かす、そんな状態でした。機器が止まると人工心肺をやっている人は生命にかかわるし、透析の人も大変です。まだ動いている自家発電機に電源を移動したり、透析時間を短くしたり、なんとかやりくりしました。とにかくこんなに長く自家発電機を動かすなんて想定していませんからね。

重油の次に必要だったのがガソリンで、食品にしろ、薬にしろ、取りにいくよっていっても、車が動かないんです。

訪問看護師

困ったのは、電気が止まって、エアマットが動かなかったことでした。それに栄養不足が重なって、一気に褥瘡が増えました。私たちには車がないので、遠くへは行けません。そこでボランティアに来ていた先生たちや保健師の人たちに連絡して行ってもらったりして、これはおおいに助かりました。とにかく在宅看護をやっている現場では、人工呼吸器や在宅酸素の装置、痰などの吸引器など、電気を必要とする医療機器を使っていることが多いので、複数の電源確保の対応、例えば吸引器には充電式、手動式、足踏み式を準備し、プロパンの発電機やソーラーパネルを設置するなどが必要だと実感しました。

教訓3　薬は携帯電話のカメラで撮影しておく

震災直後から多くの人の悩みや要求が、慢性疾患に対する薬の手配でした。阪神・淡路大震災と違い、津波では生か死の両極端しかなく、重傷者はほとんど病院へ運ばれることがありませんでした。トリアージタッグでいえば治療保留を意味するグリーンの軽傷者が多数病院を訪れ、口々に津波で流された薬がほしいと要求したのです。普段飲んでいる薬がないことは、精神疾患ではさらに深刻で、薬のないことが不安を呼び起こし、いろいろな症状を起こす事例もみられました。

飲んでいる薬の名前を覚えている患者はごく少数で、高血圧の薬とか、コレステロールの薬としかわかりません。多くの方は黄色かったとか、赤い錠剤だという薬の色の記憶しかなく、薬剤の選択に四苦八苦したのです。災害時にお薬手帳にまで気の廻る人はほとんどいないでしょう。自分の薬は、包装ごと表面も裏面も携帯電話についているカメラで撮っておくことをおすすめします。

また、昨今のジェネリック医薬品への傾斜は、別の騒動のもととなりました。

開業している医師

急性期の患者さんを診るために、市立病院がしばらく外来の患者さんたちをシャットアウトしました。開業している我々は、軽症の患者さんを支えましょう、多くの方たちを受け入れましょうということにしました。

まずは薬の問題で、幸い、うちは院内で調剤していましたから、薬は手許にありました。しかし、市立病院の外来患者さんたちも来ましたので、3日分ずつお渡ししていました。外部から薬が入ってきたり、院外調剤の薬局が立ち上がったりと、落ち着くまで2週間ぐらいかかったと思います。処方箋はすべて手書きだったので、それを問屋さんにもっていけば薬はいただけましたが、こちらに控えが残らなくて、数量など、結局は合いませんでした。

また、患者さんがお薬手帳をもっていると作業がスムーズに進むのですが、手帳は流された、飲んでいたのが青だ黄色だと、色でいい始めると、わけがわからないのです。レントゲン技師や検査技師、看護師など、手があいているメンバーが人海戦術で、飲んでいたのは高血圧の薬とか糖尿病の薬かなどを聞いて、やっと処方が決まる、そんなことを繰り返していました。

患者さんは普段の3倍以上来られて、しかもジェネリックを使っていらっしゃる方も少なくない。うちはジェネリックを扱っていないので、なおのこと正しい薬がみつけにくかったです。ですから、これでも効くと思いますから、安心してお飲みくださいって出しましたし、保険証のない方が着の身着のままで飛び込んでこられたり、そんな状態ですから、お金は受けとれませんでした。

教訓4　データのバックアップ

想定外の津波は、ここまでは来るまいと思っていたところにも押し寄せ、それまで集めたデータを蓄積していたパソコンを破壊しました。バックアップもなく、記憶に頼るだけの日々がけっこう長く続いたのです。あのときなくなったデータは、多くの場合、二度と復活しませんでした。

気仙沼本庁の保健師

要は全滅で、パソコンとかも全部だめ、データ一切をなくしてしまった。私たちのデータは単独のシステムだったのですが、すべてのデータが流されてしまったので、今まで訪問した分は何もかもなくなっちゃったんです。記憶だけです。それで、要介護度4の誰々さんがここに避難していたとか、誰々さんはここにいたとか、そういう記憶と、現在おられる場所に関する情報を結びつけるかたちで動いていました。

本吉総合支所の保健師

私たちのところは福祉も介護も医療も、みんな紙ベースで一人ひとりの台帳があったんです。障がいにしても身体障害者手帳、精神障害者手帳、療育手帳、それに保健師が訪問してつくった個票が被災しないで残っていましたから、その情報をもとに動けました。今データベース化、ペーパーレスといわれますが、やはりフェイスシート（医療・福祉分野で使われる、健康状態などの基本データをまとめたもの）は重要で、保存できるのであれば個票がきちっとあることが大事だと改めて感じました。

教訓5　ボランティアのコーディネート役は欠かせない

災害が起きたとき、ボランティアを振り分けるセンターは、普通は社協（社会福祉協議会）が開設します。ところが、気仙沼市では、その社協が大きなダメージを受け、ボランティアセンターを立ち上げる余力など、まったくありませんでした。そのため市の企画部が立ち上げましたが、どこにどんなボランティアのニーズがあり、それにはどのくらいの人員が必要で、その人員をどう手配するかなど、軌道に乗るまでには様々な苦労があったのです。

介護事業所の介護職員

阪神・淡路大震災でも新潟県中越地震でも、共通しているのはマンパワー、つまりボランティアが早めに現地入りしたことです。食料も行く、医薬品も行く、DMATも行く。だけど津波で流された気仙沼の社協は、ボランティアの受け入れを断りました。

ボランティアがなぜ必要かというと、自然発生する避難所を行政は把握しきれない、だからボランティアを活用して、臨時の避難所をみつけ、支援する。それとボランティアは心のケアができます。話を聞いてあげたり、重度の人がいたら行政にその情報を上げたり。

今回、いちばんマンパワーを必要としたのは高齢者の安否確認でした。施設に入所していたり、日帰りのサービスを利用する高齢者はもちろん施設が把握しています。いちばんわからないのが元気な高齢者でした。それをどこが把握するかといったら、社協でしょう。

気仙沼本庁の保健師

ボランティアを受け入れる側としては、長期で来ていただくのがいちばんありがたいです。

引き継ぎの煩雑さを回避するためにも、半年とか、せめて1か月とか、それくらいのスパンで来ていただいたほうが、災害を受けた側としてはありがたいです。

いろんなボランティアさんが入ってくるので、振り分けてくれる、行政とつないでくれる中間の人がどうしても必要です。気仙沼の場合、本来ボランティアセンターを設置する社協が流されて、市の企画部がボランティアセンターを立ち上げました。

気仙沼本庁の保健師

支援の人がいっぱい来たときに何が大変かというと、それをコーディネートする人が必要なんです。支援者は3日とか1週間で代わります。するとまた同じことをいわなくてはいけない、それにはすごい体力と時間が必要です。コーディネーターの存在は大事です。

5月の連休は、ボランティアをお世話する支援班をボランティアが運営しました。

教訓6　避難所の職員は常駐型より巡回型に

これは避難所が落ち着いたあとの反省です。気仙沼本庁は、大きな避難所に保健師はじめ、市の職員を常駐させました。それが本当によかったのかどうか、検証する価値は十分にあると思われます。

気仙沼本庁の保健師

あのときは避難所に張り付くのが精一杯だったかなと思うんですけど、やっぱり巡回型にして、外部から来てくれた支援の保健師さんと市の保健師が情報共有ができればよかったかなと今は思います。どこに気仙沼市の保健師がいるのかわからない状況だったので、困ったときに、どこに相談していいかわからなかった方も多々いたと思うんです。

しばらくして私たちも張り付き型ではだめだと気づいて、全避難所からボランティアさんも含めて、張り付いている看護職が必ず1人は加わって「連絡会」を開くことにしたんです。テーマは、今避難所でどんな問題が起きているか、です。ハエの問題とか生活環境の問題、熱中症の問題など、私たちが指導するより、誰かが、こんなふうな対応をしているというと、じゃ、それやってみる、って、知恵や工夫を共有していく感じでした。

気仙沼本庁の保健師

振り返って思うことは、最初のころから避難所の体制がもう少しきちっとできていたらよかったということです。避難所によって運営がまったく違う。その意味では、保健師はやっぱり避難所に常駐しちゃだめです。最初だけちょっと常駐するのはいいけれども、ずっと常駐では動けなくなります。私たちは3月いっぱいでしたが、そのあとも避難所にいたメンバーもいるんです。いればいただけ仕事はあります。だけど、市として動かなくちゃいけないこともあるので、保健師は地域で巡回型にすべきだったと、今は思います。自分たちのやることは、もっと別にあったはずなんです。

本吉総合支所の保健師

気仙沼本庁の保健師が避難所に張り付けだったと聞いてびっくりしました。地域にいる方たちを誰がフォローしているのかって。だって外部からの医療班は、どこにハイリスクの方がいるか、わからないじゃないですか。ときどき旧市内の階上《はしかみ》地区などで孤立している方がいるという情報が入ることがあって、たまたま市の職員が来ていないんだと不思議に思わなかったんですが、避難所に常駐していると知って、孤立している地域の方まで眼が行き届かなかった実情がわかったんです。

それに大規模半壊（半壊した住居のうち、大規模な補修がないと居住できないもの）だったりすると、2階に住んでいらっしゃる方もたくさんいて、聞いてみると「避難所じゃ眠れない、うちのほうがいいから戻ったんだよ」という話。つまり、もともとハイリスクの方だけが地域に残っているのではないということです。こんな人たちのケアを誰が担っているんだろうって、すごく不安になりました。

教訓7　避難所でのルールづくり

気仙沼市には、東日本大震災前に公の避難所はありましたが、災害弱者といわれる身体障がい者や乳幼児、介護が必要な高齢者や、日本語の理解が十分でない外国人の方たちが避難できる「福祉避難所」は1か所もありませんでした。ですから、最初は普通の避難所に入るしかなく、その後、周囲に気兼ねをして避難所を出たり、別の施設に移ったりということになったのです。そんな気仙沼市に急ごしらえの福祉避難所的な場所ができたのは、震災からほぼひと月が過ぎた4月7日のことでした。

気仙沼本庁の保健師

今度は福祉避難所を立ち上げるからっていわれて、そちらに行ったんです。本来、避難所は短期間だけ機能するものですが、気仙沼市では避難所が2か月経っても閉められないとの予測があったので、認知症の人とか、病院から退院しなくちゃいけないんだけれど受け入れ先がない人、障がい者の人、他の避難所でもめ事を起こしている人などを受け入れようと、急きょ、4月7日に福祉避難所を設置しました。

でも、設備が整った福祉避難所ではなくて、休業中の保育所を利用しての避難所だったので、ベッドもない、洋式トイレもない、お風呂もない、保育所ですから調理道具とかもない、しかも、スペースの関係で介護するご家族は一緒にいられないから介護職が必要で、ボランティアを募ったと3～4か月後に聞きました。ボランティアは東京都が都内の介護施設に声をかけてくれて、5日交代でのべ672人、来てくれました。

震災発生から1か月弱の段階ではそれが精一杯だったというのもよくわかります。そしてこれは気仙沼だけの問題ではありませんが、あのような大災害のとき、どのような避難所が求められるのかについても、議論していく必要があると思われます。

介護事業所の介護職員

今回の大きな問題点は、避難所に搬送後、亡くなった方がかなり多いということです。阪神・淡路大震災でも新潟県中越地震でもそうだったけれど、体育館で亡くなった方がけっこういるんです。でも、そういうことはクローズアップされないし、学習もされない。体育館の冷たいフローリングに濡れた体のまま搬送されるのです。どうして教室を開放しないのか。教室なら天井も低く、ストーブ1つでかなり暖まります。それに施設でお預かりしている方は災害弱者で、一般の方と一緒に避難はできません。狭い教室でなら、同じ障がいをもった人たちがまとまって避難できたのです。

気仙沼市にはそもそも福祉避難所がありませんでしたし、避難所となった学校も、教室を開放するかどうかの対応は、マチマチでした。教室に入っていればと思われることが多々ありましたから、災害時、学校は教室をどうするのかなど、マニュアルにも明記したほうがいいのではないでしょうか。また、避難所の運営についても、いろいろ一考の余地はありそうです。とくに食に関係することについて栄養士はこのように語ります。

栄養士

〈パック・クッキング〉

よくわかったのが、日常的に使うものにも災害時に利用できるものがあるのです。その1つが「パック・クッキング」。冷たいおにぎりをビニール袋に入れてお湯に浸ければ、温かいおにぎりになります。そのビニール袋に水でもジュースでも入れれば、おかゆができる。

栄養士として最も困ったのは、高齢者に適した食事がまったく提供できなかったことで、せいぜい赤ちゃんの離乳食を渡すくらいでしたから、この方法を知っていれば、ずいぶん違っていたはずだと思います。

〈外国からの援助物資〉

物資の会議で問題になっていたのが、外国からの食品です。配送のヤマトさんが避難所に届けるのですが、「何が入っているのかわからないから持って帰ってくれ」と返却されていました。

私たち栄養士が事前に内容を確認して食べていればよかったのですが、全部の援助物資にそれはできず、いろいろ問題になったのです。アラビア語で書かれた缶詰には甘い豆とかケチャップ味の豆が入っていたり……。外国の品物を扱うところをつくって、書かれている文字が読める人が、内容を書いて、そのメモを一緒に配るとかすればよかったのにと思います。大きな災害になればなるほど、いろんな国からの支援はあるでしょうから、平時からの準備は必要だなと思います。

〈一膳としての避難食〉

避難所にはカップラーメンとお菓子、ジュースがあふれました。そうでなくても宮城県は日本でワースト10に入るほど虫歯が多いところで、気仙沼はその宮城県の平均より、もっと虫歯が多い地域なんです。いろいろ努力してじわじわと減っていたのに、震災でご破算。今は震災前よりも状況が悪くなっています。高齢者の血圧も高くなっているし、血糖値も高い。そんな人たちに、わかっていながらお菓子などを配布せざるを得なかったのです。

おかず、とくに生鮮食料品を使ったおかずが少なくて、ご飯とおにぎりしかない状況では、健康状態は悪化の一途です。ですから、なんとか工夫して、災害のときに避難所で出す食事は、ちゃんと主食・主菜・副菜のセットが一人ひとりに提供できるようになってほしい。1日2日はおにぎりでいいでしょうが、次の段階では、1食セットを1人前ずつ配布できるよう考えなくちゃいけないと思っています。

〈統一献立〉

大規模災害のとき、栄養士はかなり多くのことができるかもしれません。例えば、避難所の運営や支援に栄養士を派遣してもらえれば、食事面の支援がしやすかったはずです。今回は、栄養士としての専門性を発揮できる場面はほとんどありませんでしたが、実際、今回の地震でも「統一献立」を提供した町もあるんです。そのためには食材の確保からちゃんと考える必要があります。その準備をしたうえで統一献立の提供ができたということでした。

給食スタイルできちんと管理したほうが、いろんな意味でよかったんじゃないかな。そうすると必要な物資はあらかた決まってきます。そして被災したときに調理できるかどうかが次の問題で、統一献立を出した宮城県山元町では、学校給食の設備が使えて、そこで調理したものを配送したんです。仮に被災した全地区を賄《まかな》えるくらいの調理設備があって、食材が確保できていれば、避難所が自立できるまで、統一献立を出したほうがよかったんじゃないかと思います。本吉地区では学校給食設備が停電と水で使えませんでした。そちらの対策も重要です。

課題1　看護、介護における改善点や問題点

訪問看護ステーションでも、地震のあと様々な見直しを行い、実行しました。いくつかご紹介しましょう。

訪問看護師

まずステーションの災害時のマニュアルを見直しました。何かあったらステーションに戻るという規則は、各自が自分の考えで行動し、安全を確保したのち、落ち着いたところで所長に連絡すると変えました。

また、利用者のお宅に「地震津波時の対応についてのお願い」という文書をお送りしました。津波注意報や警報が出されたときは、解除されるまで訪問をいったん休止させていただきます、訪問中の場合は利用者やご家族の皆様の安全の確保に努め、私たちもすぐ安全な場所に避難させていただきますという内容のものです。

さらに災害時の連絡先の優先順位を決めました。利用者のうち独居者、日中独居者、人工呼吸器装着者、在宅酸素利用者をリストアップしました。そして震度5以上の地震が起こったり、停電したときには、担当スタッフから利用者に連絡し、安全確認を行うようになりましたし、停電時の備えとして、手動の痰の吸引器をつくって配りました。

未曾有の災害に、当の気仙沼市はもちろん、国もおおいに混乱していました。その混乱のおおもとは、たぶんそのとき現場で何が起こっているのか知らないか、想像力が不足していたか、ではないでしょうか。とくに個人情報の取り扱いなど、平時の決まりをそのまま非常時にも適応しようという柔軟性のなさがみられます。

介護事業所の介護職員

〈個人情報の取り扱い〉

支援に来た人たちは、市から、在宅の高齢者とか障がい者の安否確認をしてほしいといわれます。ところが、高齢者名簿を市は渡しません。それを渡さないで調べろといわれても、どうしようもない。そこで、うちのような介護施設に来て、うちの職員が地図をみせて、ここに高齢者がいますよって、行っていただくのですが、おかしいでしょう。いざというときの個人情報の開示の問題なども、きちっと平時に議論して結論を出してほしいと思いました。

〈介護保険の請求が混乱〉

3月11〜12日から4月10日の介護保険のサービス利用請求をする期限までの間に、被災地に対しての減免措置など、国はものすごい量のいろんな通達や通知を出したのです。しかし、こちらはＦＡＸもメールも使えない。届いても、どれが先か後かもわからない。概算請求でいいのか、被災していない施設は減免措置を適応できないのか、混乱しました。

そのあげく、概算請求でいいというから、訪問看護ステーションなどが概算払の請求書で出すと、審査で、こんな書き方じゃだめだとかいわれる。いったい、この国はなんだって、すごく思いました。ショートステイなどの請求に1年かかりました。被災現場で起こっている実情をまったく理解していない。

地域包括支援センターの職員

〈縦割りの弊害〉

行政が行う保健福祉サービスも担当がばらばらで、保健師は各所にいるんです。その各所で調査を実施して、調査結果から保健師活動の全体を考えていく試みがようやく最近始まったばかりなんです。保健師の担当分野が、障がい者なら障がいだけ、健康づくりなら健康づくりだけ。全部、土台となる法律が違うし、保健師がばらばらに配置されていて、すごく複雑化しているんです。同僚の保健師が何をしているのかわからないときが多いし、全体像は今でもみえない部分があります。統括役がいれば解消されると思っているんですが。

課題2　仮設住宅の問題

避難所から仮設住宅に移っても、問題がすべて解決したわけではありません。

気仙沼本庁の保健師

〈震災の一括業務を行う窓口がない〉

他の市町村では震災窓口のような課があるみたいですが、気仙沼市は被災者の窓口がないんです。仮設住宅のハードは住宅課、仮設住宅の出入りに関しては社会福祉事務所、仮設住宅に住む高齢者は地域包括支援センターで若い人は健康増進課、自治会組織については地域づくり推進課、という具合。住民はもちろん、外部の人からみると、多分にややこしいんです。

〈男の人は外に出たがらない〉

女の人は大丈夫なんですが、60代の後半から70代ぐらいの男の人で、誰とも会話をしなくなることが、けっこうあるんです。皆さんで集まる「お茶っこ飲み」とか計画しても、男の人は出てこない。男の人たちだけならけっこう来るけど、女性が交じるとだめなんですね。とくに仮設にいる方はそうです。訪問員さんたちにお願いして情報をいただいておくとかしても、そういう人って、訪問そのものもあまり好まないんです。

開業している医師

市民の皆さんが仮設住宅に入り、2年3年経つと、少し様相が変わってきました。まず、狭いこと。それから音です。私が1軒の家の前で「こんにちは」っていうと、3軒ぐらい先の家までドアを開けます。それから荷物が増えてきて、ますます狭くなってきている。そして3年経った今は将来の不安というか、いったいどこに家を建てればいいのか、今後どういう生活をしていったらいいのかという不安が出てきています。

私たちがいちばんショックを受けるのは自殺です。これまでもずいぶんお酒を飲む人が、震災後、仕事もないし、昼間もすることがない、昼間から飲む量が増えて夜も飲む、そんな人が、きっかけは不明ですが、自殺されたり、あとはうつ病が悪化したといいます。「自分は生き残ったけれど、目の前で助けられなかった家族がいる」、そんなふうに自分を責める人もいる。また、老人の一人暮らしの問題も出てきています。しかし、人によっては、来ないでくれ、俺は1人でいい、という方もいらっしゃいます。「出前こころの健康相談」と称して仮設住宅の集会所で話をするのですが、出てくる方は決まっていて、来ない方は誘っても来ない。

3年目の今年、この健康相談で目立つのがPTSD（ショック体験、精神的ストレスが心の傷となり、そのことが何度も思い出されて恐怖を感じ続ける病気）です。震災直後や1年後よりも多いなと感じます。もともと精神科や心療内科は敬遠されがちな土地柄で、敷居が高い。自分でなんとか対応しようと思っていた。だけど、我慢しきれないで来ましたという方、そして眠れないという方も多いです。当時のことを夢にみる、海に近づきたくないし船もみたくない、だからあんまり外にも出たくないという状況です。

気仙沼本庁の保健師

仮設住宅の台所設備は、最低限なので狭いです。入居した方は皆さん、以前のように料理をつくりたいと思っても、狭くてやる気が起きない、そんな声をずいぶん聞きました。

ですから、そんな狭い台所や、震災後の限られた設備でも十分つくれるメニューを考えておくことも必要だと思います。もちろん食材があることが前提ですが、今回は食材はありました。いろいろな食材を使って簡単に料理する方法……それは様々な栄養を摂取できることでもあるし、意欲が低下している仮設の住民にも、いい刺激になるはずです。

その他として、次のような課題が残されています。

本吉総合支所の保健師

この地域（本吉）は振興会ができたころから、会長さんが常に回って歩いて、お声がけをして信頼関係を保っているので、いざとなったら会長さんを軸にしよう、みたいな思いはあります。この間の一斉草刈りのときにけっこう若い人たちが出てきていたんです。あの人、どこの人？　なんていっていたら、会長さんが紹介してくれました。常日頃から顔を見知っている仲になっているから、いざっていうとき、皆さんで助け合うかたちになるんだって、すごく感じました。

私たち行政の仕事もそうです。当たり前みたいにみんなで声をかけ合って、年配であろうが若い人であろうが、よい意見は取り入れようとする状況をここの地域はつくっています。自分たちがいいと思うことを、みんなで話し合いながら、動きやすいように長年やってきたのが、今回の震災時に役立ったのかなとつくづく感じます。

本吉総合支所の保健師

旧気仙沼市内でも自治会はあるんですが、任意の組織で、熱心に活動するところはやってる、けれど地区によって差がありました。市長も、本吉の振興会が震災などで力を発揮したことは認めていますから、今後は本吉のいいところを全市に広げる方向で考えているとは思います。

気仙沼市立病院の医師

気仙沼で検証するべきものの1つが、ＤＭＡＴは72時間を過ぎれば撤退を検討することになっているけれど、その時期でいいのか、ということ。気仙沼では72時間以降でも医療搬送のニーズはあって、これを誰がどうやってやっていくか、というのが1つありましたね。解決策としては、DMAT研修を受けた医療救護班かJMATになるのでしょうか。

もう1つは、災害弱者の大量搬送システム。阪神・淡路大震災ではまったくできなくて大変でしたが、今回はちゃんとできた。それをきちっと制度として残していくこと。

さらに在宅診療の巡回支援システム。このニーズはたくさんあって、今回は在宅診療の将来構想を考える会議の人たちも入ってくれたので、これもかたちにしておかなくちゃいけません。

また、生活不活発病は30％くらいある。そこにはリハビリ支援が絶対に必要です。

気仙沼市立病院の医師

地元の医療者だけでなく、支援に来た医療者たちが加わります。そういった人たちをしっかりと巻き込んだ連携体制が必要です。コマンド&コントロール（指令・制御）ですね。DMATでも同じですが、指揮命令系統がしっかりできていることが大事かな。てんでばらばらに動いちゃうと大変ですから、窓口も一元化して、できれば、市の災害対策本部とちゃんとパイプを保ちながら決断できる人が、震災の早い時期から必要だと考えています。

石巻は1人の先生が統括して、いろんなところから入って来る医療・救護班をコントロールしましたし、気仙沼は医療に関しては東京DMATがやってくれました。

しかし、医療・救護だけじゃなくて、福祉や生活の部分も考えなくてはいけない。そのすべてをコントロールできる行政官がいるんじゃないかなと。それとあの混乱のなか、多職種連携といいますか、いろいろな職種の方がかかわって被災地の支援をやることができた。こういうことを平時から考えていればいいのかなと思い始めているんです。

2 新しく始めたこと

医療救護所と巡回療養支援隊

震災のあと、気仙沼では様々な専門職が、様々な新しい試みを始めました。そのほとんどがやむにやまれぬ自主的な活動です。

医療関係で大きなものが医療救護所と、巡回療養支援隊でした。被災した人たちの心に寄り添う活動としてはグリーフケアや断酒会があります。そして、すばらしいことは、こうした活動がきっかけとなって、職種の壁を越えた多職種連携の活動が、地に足をつけたかたちでいくつも始まり、今も見事に運営されていることです。それは全国のモデルケースになるかもしれません。

まず、医療関係からみていくことにしましょう。

●医療救護所

気仙沼市医師会の職員

3月20日に気仙沼市から地図をもらってきて、まず、気仙沼市のすべての避難所に番号を振りました。105か所。これを16のエリアに分けて、各エリアに医療救護所をつくりました。外部から来た方は、市内の地理に疎いですからね。地域住民には指定場所に行けば医師がいて、診療が受けられるという情報を市から流してもらった。住民にどうやったら安心感をもってもらえるかが最も重要です。そして各エリア内におられる避難者の数がわかりますから、例えば1エリアに複数の医療チーム（DMATなど）が必要なところもでてきます。つまり医療救護所に残るチームと、エリア内の家庭や他の避難所を巡回してもらうチームです。

DMATやボランティアの方は必ず去ってゆかれる方たちです。彼らの遺産のようなものを、どうすれば被災した医療機関が引き継げるのか、と考えたのです。

●巡回療養支援隊（JRS）

気仙沼本庁の保健師

3月25日に巡回療養支援隊（JRS）ができました。JRSは、巡回・療養・支援隊をローマ字表記にしたときの頭文字です。すこやか（市民健康管理センター）の1部屋が本部。気仙沼市立病院の外科科長の横山成邦先生（当時）と、DMATで支援に来てくださって在宅医療をしていた人などがチームをつくって、在宅の要介護者への訪問と、病院へ行けない人たちの訪問診療をやってくれました。

気仙沼はもともと訪問看護の認知度が低い土地柄で、震災前には訪問看護ステーションが2か所でした。それが、震災後新しい訪問看護ステーションができるなど、大きく変わってきていると感じます。

私たちもすごく気になっていた住民台帳もコンピュータの住民情報もなくなっていました。そこでボランティアに来ていただいた兵庫県の保健師の人たちや宮城大学が主体となって、地域ごとに全区をくまなくローラーをかけるようなかたちで回ってもらったのです。

気仙沼本庁の保健師

ローラー作戦の結果、在宅で残されている寝たきりの方とか、医療機関や医療救護所に通院できない方がいて、そういう方が褥瘡になっていることがわかったのです。医療救護班も手が回らないし、医師会もできないから、市立病院外科の横山先生や、開業医の村岡先生の他、在宅医療にかかわっている他の地域から来た医療救護の先生が、医療救護班とは別に組織して、在宅を回って歩こうということになりました。

専門チームを立ち上げてもらって、ボランティアとして来ていらしていた保健師さんや看護師さんにそのチームに入っていただいて、その方々に事務作業から何から全部やってもらったというかたちです。

気仙沼市立病院の医師

街中の環境が本当に劣悪だったので、在宅で療養されている方々にも、なんらかのアプローチは必要だろうと、3月25日にそのチームを立ち上げました。例えばそれまでエアマットを使っていたのが被災後の停電で止まったり、ギャッジアップの電動介護ベッド（背中や足を起こすことができるベッド）も動かないためにひどい床ずれができた人が多くて。

巡回するチームは2つに分けました。まず、健康調査にかかわるグループで1軒1軒、何かお困りのことはありませんかと調査をかける在宅診療班と、そこで判明した在宅の患者に対して診療を提供する医療班とに分けたんです。健康調査は、本来行政の仕事だと思ったので、避難所に入っている行政の保健師さんたちに調査班への協力を求めたのですが、ちょっと誤算でした。というのも、避難している人たちと厚い信頼関係が構築されていて、避難している人からも、私たちからこの人を奪わないでくれといわれるし、保健師さんも、この人たちをおいて離れるわけにはいきませんと両者から涙ながらにいわれて、無理だとわかったからです。

そこで都道府県から派遣されてきた保健師さんに窓口をお願いすることにしました。もともと宮城県には保健師を派遣するコーディネート役の人が2人しかおらず、県も全然対応できていませんでした。

JRSの目的は、まず調査・アセスメントと訪問診療。本当に診療を必要とする人がいるのかどうかという情報を拾い上げて、本当に必要だとなったら、診療班に行ってもらうし、医療支援チームの協力もあおごうという算段です。あとは認知症の方々を把握し、看護職や介護職で支援に来てくれる人たちの派遣調整です。ボランティアのコーディネートは支援にきた1つの法人に継続的に任せました。そして市の保健師がアドバイザーとなって、あそこのお宅にはこういう方々がいるなど元来把握していた情報を共有し合いながら、保健師さんたちに行ってもらいました。

気仙沼市立病院の医師

ローラー作戦で、1階は壊れたけれど2階に住んでいる人とか、避難所がいやだから自宅にいる人のなかで、動けない人や病気の人がどこにいるのかをちゃんと把握したんです。それを朝のミーティングで、5チームあった診療チームがどこに行くかなどを打ち合わせて、夕方の4時には帰ってきて、この地域はどうだったと報告をする。

とにかく褥瘡などがあって、劣悪な環境で家族だけでやっていると、家族も倒れてしまう。必要な場合は市立病院に入院させるとか。ですからすごく安心できました。このJRSチームは9月に終了と最初から決まっていたので、それを引き継がなくちゃと、「気仙沼・南三陸地域在宅医療福祉推進委員会」というのを立ち上げたのです（133、227ページ参照）。

気仙沼肺炎球菌ワクチンプロジェクト

避難所に来た健康な高齢者も、病気にかかるリスクがとても高いことは見逃せません。とくに、2万軒以上の家屋が壊滅状態になったため、建材などからの汚い埃が市中どこにも舞い上がっており、肺炎はとくに注意を要する状態でした。肺炎の予防と重症化を防ぐ肺炎球菌ワクチンは、近年は、高齢者の接種に自治体が助成金を出しています。また、テレビコマーシャルで接種を推奨するキャンペーンも目にします。けれども、その効果が明らかになってきたのは平成19年(2007年)ごろからで、近年ようやく利用可能になってきたワクチンでした。

緊急人道援助の場において、今まで、この肺炎球菌ワクチンを高齢者に絞って接種したことは、世界をみてもどこにもありません。

気仙沼市医師会の職員

日本プライマリ・ケア連合学会の主導で、肺炎球菌ワクチンの製薬会社から寄付していただく話があったんです。他の地域の医師会は断ったみたいですが、うちは大友仁会長（当時）の「やるよ」の一声で即決です。そして5500人分のワクチンを医療救護班に協力してもらって、高齢者中心に打ったんです。今肺炎が発生していちばん困るのは市民です。医師会でちょうど震災の年に高齢者にこのワクチンを接種するキャンペーンを計画していたので、副作用がないことも十分承知していましたし、必要なワクチンの数も把握していたのです。ワクチンは、災害対策本部の名のもと、5月から9月までの間に接種されました。

気仙沼市立病院の医師

ずっと寒かったんですが、3月28日に急に暖かくなって、埃も舞い上がって、そのころに肺炎が急に増えたんです。化学物質を吸い込んだための粉塵肺炎かもしれないし、津波肺（津波にのまれた際に汚染物質が肺に入ることで起こる肺炎）かもしれない。そう心配していたら、粉塵の調査を実施するとともに、これに関しても口腔ケアが必要だという支援者が協力してくれました。あと5325人に肺炎球菌ワクチンを打ちました。

調査の結果、化学物質なども調べましたが、アスベストなど、とくに増えているものはなく、肺炎の起因菌も市中肺炎と同じ比率とわかりました。

ただ、気になるのが、震災後に自宅から病院に運ばれてきた人と、介護施設から運ばれてきた人を比べると、私の調査では介護施設から来た人の45％が亡くなっているんです。そうでない人は25％です。あのとき、介護施設にどのくらい医療支援が入ったか、たぶん嘱託《しょくたく》の医師が1人で頑張っていたんじゃないでしょうか。確実に医療依存度が高くなるわけですから、次の災害のときには、介護施設への支援も考えないといけないということです。

仮設住宅でのコミュニティづくり

行政保健師には地域づくりという本来の業務があります。避難所から仮設住宅、そして災害復興住宅という流れは、旧来の地域社会が壊れ、その都度、新しい「地域」をつくり直していくことを意味します。その過程で、市町村保健師たちが果たす役割は、実に大きいのです。

本吉総合支所の保健師
〈お茶っこ体操〉

避難所から多くの方々が仮設住宅に移ります。仮設住宅の住人は出身がバラバラなので、新たなコミュニティづくりが重要課題です。そのためのツールの1つとして、お茶っこ体操（176ページ参照）が「避難所でこの体操やっていましたよね」という共通のものの1つになってくれればいいかなと考えていました。今も仮設住宅では引き継いでやってくれています。

お茶っこ体操の他、手遊びとか「遊びリテーション」（遊びながらのリハビリテーション）などをやって、だいたい1時間半くらいの講座にしています。また、仙台に避難されている方もいて、社協が「はまらいんや交流会」という名称で交流会をしているのですが、そこでもお茶っこ体操をやっています。高齢者限定ですが……。

地域包括支援センターの保健師

〈運動と認知症のサポーター養成講座を〉

地域包括支援センターらしい地域づくり業務として、東京都健康長寿医療センターの先生に来ていただいて、運動を介して地域をつくることと、認知症サポーター養成講座の2本立てで、地域づくりを始めたんです。認知症サポーター養成講座を先にやって、あと認知症を予防するのは体操だから運動教室のサポーターを養成して、この人たちが集会や人々が語る場を設けてくれるというかたちで、全市対象で地域づくり中です。

認知症サポーター養成講座を開こうと思ったのは、避難所に軽度の認知症の方が来られたんですが、市役所の職員に、「私、認知症の人わからないから、配膳できない」といわれたことがきっかけです。配膳するだけですよ、それもできないって。何がどうなってそう感じたんだろうと憤《いきどお》りもし、自分たちも認知症の普及が足りなかったと反省しました。今は役場の職員とか避難所に勤める可能性のある人は全員、認知症サポーター養成講座を受けていただきたいと、活動しているところです。

そのあとの運動が、介護予防体操であるお茶っこ体操。こちらも介護予防体操普及サポーターを養成中です。仮設住宅に入っている人たちは、周りの環境の変化のため、行くところややることがなくなって、体も心も動かない状態になっています。そこで気仙沼オリジナルのお茶っこ体操を地区で自主的に実施できれば、出かける場もできるし、仲間もできるのでは、というのが狙いです。平成24年（2012年）度は3回の講座で誕生した32名の介護予防体操普及サポーターを中心に、全市でお茶っこ体操を95回実施して、のべ2700人が参加しています。

気仙沼本庁の保健師

〈認知症を抱える家族の会を始めた〉

平成24年（2012年）度は認知症を抱える家族の会を始めました。本吉病院の院長先生や、認知症疾患センターをもつ三峰病院、仮設入居者さんのサポートセンターや地域包括支援センター、そして製薬会社1社がチームを組んで、4回ほど、仮設の方も来やすいような場所を設定して、家族会を開きました。

ご本人のケアは介護保険などで入り込めるのですが、ご家族の理解してもらえない苦しみを分かち合うことで、ご家族も元気になって、ご本人への声かけが優しくなるなど、すごく効果もあった。非常に好評でしたから、続けられればいいと思っています。

行政職員への健康相談

災害対策の要《かなめ》は市の職員で、日々山のような処理案件と格闘する激務です。そんな市の職員の健康に配慮する、きめ細かな活動も各所でみられました。

本吉総合支所の保健師

住民を支援する職員の健康も重要と考えて、支所の2階の1室で、職員の健康相談を夕方5時半から開きました。課長クラスの方々も何かしら体調に問題があるだろうし、消防団の人たちも遺体搬送など精神的に厳しい仕事が多く、受診する機会がないといけないんです。どうしても被災者に目が行きがちですが、支援者の健康も忘れてはいけません。4月に入ってから実施されました。

災害時に行政職員は休めないんです。病院へ行く時間もとれない。セルフケアをするしかない。保健師だけじゃなくて市民生活課、総務企画課、産業課、みなさんフルで働いて、本当に夜中にしか家に帰れない。過活動になって寝られない方がたくさんいたので、不眠だけでも解消しないとだめだと思って、睡眠剤を処方していただいたり、たくさんの職員の方が受診されました。庁舎内に開設しましたから、ちょっと行って、お薬をもらって、また仕事をすることができました。あとは高血圧対策にマッサージ。鍼灸の先生がお力を貸してくれました。

介護事業所の職員

地元のお医者さんや看護師さん、介護職員さんとか、あのとき必死に対人援助に尽力した人たちは、今から本当に震災の厳しさと向き合っていくのだと思うんです。市民は地震直後からすごく慰められているので、あとは元気になっていくだけですが、そのときに慰める側に立たざるを得なかった専門職も被災者です。同じ被災者でも職種の責務によって、市民は二極化しちゃったんですね。

グリーフケア

今回の大震災で、家族や身内、親しい方を亡くしたり、家や家財を失ったり、様々な事情で仕事や住居を変わらざるを得なくなった市民は少なくありません。こうした喪失体験、とくに死別の体験への特別な気持ちや深い悲しみを抱いた状態をグリーフ(grief)といいます。グリーフは大切な人との絆が引き裂かれたことへの、正常な心の反応です。しかし、深い悲しみに心に蓋《ふた》をしたまま表に出せずにいると、心ばかりか体にも異常が出てきます。その表に出せない深い悲しみとつらさから立ち直れるように、そばにいて支援し、相手に寄り添い、傾聴と共感に努めることを「グリーフケア」といいます。気仙沼でも自主的な活動がみられました。

本吉総合支所の保健師

子どもを始め、家族の大切な人を亡くした方々は、生きづらさがあるんです。今、手芸などをしながら、問わず語りで時を過ごすという会を自分たちでやっています。物を作りながらしゃべる、話したくないときは話さなくていいんだよ、だけど、手を動かしながらああだよね、こうだよねって、なんとなく語り合っています。「本吉ひだまりの会」っていう名称で、最初の核になる集まりをつくったのは、行政の精神担当の保健師です。

本吉総合支所の保健師

私も家族を2人亡くしています。震災から1年経って、皆さんの気持ちが少しずつ復興に向かい始めたとき、5月にグリーフケアの会を立ち上げました。やっぱり1周忌というのは大きかったと思う。それまではお一人ずつ個別で対応することが圧倒的に多かった。

本吉地区だけで去年でのべ123人、気仙沼全体で140人余が参加しました。単発で来る方は少なくて、継続して来る方が多いです。私自身がいちばん本当につらいと感じたのは、時間が止まってしまうという感覚です。体の時間は過ぎますが、心の時間は3月11日で止まってしまった。参加される方は、まず私が会って、お話をして、自分の話を聞いてもらえたという充実感を少しでも味わってもらってから自助グループに入っていただく。お薬を飲んでいる方もいるから、その確認を保健師としてする必要もあります。

「本吉ひだまりの会」は、支援者のグリーフケアもやっています。保健師とかケアマネジャー、市職員、サポートセンターなど、皆さんにお声がけして始めたんです。

気仙沼本庁の保健師

家族を亡くした人たちが今になって、みんな泣いて会いにきています。残された人たちの問題が表に現れています。3年経った今、ようやく亡くなったことの心の傷について考えられるようになってきたのでしょう。震災直後は悲しいけれども、自分たちが生きてゆくだけで精一杯というか。でも、心の奥では傷ついて泣いていたのが、今になって大きく泣き出すことがようやくできてきたという、そんな感じが見受けられます。

サポートセンターの職員

3月11日が来たら本吉地区全体で一斉にろうそくの火をともそうと（ともしびプロジェクト）、ボランティア団体に呼びかけています。仮設住宅を回っていると、精神的なケアを必要としている人が多いんです。だから手づくりのアロマキャンドルなんかをつくっているときに、ぽろっとろうそくの火をともす話をしたら、たくさんの人がキャンドルづくりに参加してくれて、手を動かしながら、いろいろな話が出るんです。一種のピア・カウンセリング（同じ経験をした仲間同士がお互いに話を聞き合うカウンセリング）かな。

中学3年生の子が、津波の夢をみるって語ってくれました。逃げたときに、目の前の波に子どもとお母さんが浮かんでいて、2人がそのまま水のなかに沈んでいった、それを毎晩夢にみるって。アロマキャンドルをつくりながら話してくれて、私も一緒に泣いたんですが、そういうのがぼろぼろって出てきたんです。そして、警察も消防団もボランティアも全部巻き込んで、3月11日に街全体でともしたんです。

断酒会

避難所ではかなり早いうちからアルコールの問題が出ていました。喉がかわくのか足りない水をほしがったり、アルコールが切れたときには警察の手も借りて対策に当たることもありました。このアルコール問題がさらに深刻化したのは、仮設住宅に入ってからです。明日の希望をどうもてばいいのか、保健師たちは独自に問題解決に当たりました。

本吉総合支所の保健師

仮設住宅で真っ先に問題になったのがアルコールです。そこで、大きな仮設住宅2か所で、断酒を目指す会を設立したんです。「ダンス」って地元のみんなはいいますが。今は月1回、県の断酒会と一緒にやっています。参加者はそんなに多くない。お誘いしたい方はたくさんいますし、行ってみたいとおっしゃる方も大勢いますが、実際に参加するかどうかは個人が決めることですからね。ただ1ついえることは、断酒会があることは、悩んでいるのは自分だけじゃないとわかってもらえることです。

名前は断酒会ですが、「お酒を飲むな」じゃなくて、どう生きたらいいか、自分のことを話す場としています。「元気ですか？」から始まって、あなたもこうだよねっていう確認の場でいいと思うんです。仮設単位ではないけれど、それぞれの仮設や地域から集まってきます。去年までは行政がいつやりますよと示したけど、今年から自主グループになったんです。公民館という公共施設の借用は行政がお手伝いして、フロア代金は行政が払うかたちで、集まれる場をつくっているというかかわり方です。

次々と始まった小さな活動

専門職のいるそれぞれの組織でも、自分たちの力を発揮するため少しずつ動き始めました。なかには個人的活動に近いものもありました。もちろんボランティアで。

介護事業所の職員〈無料でデイサービスを立ち上げた〉

避難所に利用者さんの安否確認に行っているとき、声をかけられたんです。「デイサービス、やらないのか」って。ここにいると体が痛くて、癒やしてもらえるものが何もない、できたら行きたいって。それに震災後1か月もすると、被災しなかった家族も疲労困憊《こんぱい》してきました。

今まで日中預けていたおばあさんやおじいさんを、家族が全部面倒をみるっていうのは難しいんです。

そこで臨時のデイサービスを考えたんです。岩手県一関市の藤沢にある施設がお風呂を提供してくださるということで、施設にいた方とデイサービスの利用者さんを順繰りに避難所から連れていった。まず必ず入浴をしていただいて、もう1つ必ず食事をしてもらう。そのとき参加された人は80代の方が多い状況だった。自分も一緒に津波に流されて死ねばよかったとか、家族に八つ当たりされている話などを聞いて、メンタル的なサポートを最初にやりましたね。歌ったりしたあと、いつものとおりお昼寝をして、体操してもらって、ゲームをしたり。

本吉病院の理学療法士
〈理学療法士2人が町内の避難所を回った〉

みんな縮こまっているから、最初はまず体操。みんなで体を動かそうよって。職員さんや若い人も参加してくれました。そんな集団での体操を10分くらいやって、あとは個別に体をみました。もちろんお年寄りですから、体操だけで大丈夫な方は少ないです。肩や腰、膝にこわばりは出ます。それに若い人だって、ジーッとしてたらよくないでしょ。

病院に勤める医師

〈精神科の押しかけ診療チーム〉

精神科医療は地域との連携をきちんとやることが大切です。地震後2日目くらいから、病院での外来診療のあと、精神科の僕らが診ないとわからないことがあるに違いないと思って、薬や食べ物をもって、介護施設やグループホームを回りました。そして足りない物を届けたり、困ったことはないですかって、記録には往診とありますが、実際は押しかけ診ですね。

そして、病院が残っていたから、情報収集の会場として使ってもらおうと、在宅支援に関与する人とか保健所だとか、被災した施設の人に集まってもらって、情報交換をしました。そのとき東北大学から来ている医師に、精神科としてなすべきことは山積みで、大変な事態が迫っているかもしれない。僕のところも人を出すから、大学からも人を出して、グループをつくって活動していこう、という話をしました。そうして3～4人から始めたのですが、チームで診療というのがなかなか立ち上がらない、原因はお金です。予算がつかないと人は出せないというので、やっと予算が採れたのが11月。その組織図が気に入らなくて無視していたら、翌年1月にやってくれないかと話が来て、オール気仙沼でスタートしたのが4月でした。

診ていた対象者は、取り残されて不安になっている人たちや避難所難民です。避難所にいられないという人たちです。避難所に入って初めはいいけれど、そのうち夜眠れないで歩いたりすると、何やってるんだって、お嫁さんが周りの人から責められたりする。そのうちこっちの避難所、あっちの避難所と転々として、結局病院に入院せざるを得ない。そういう方はけっこういましたよ。

病院に勤める医師
〈JFK〉

Jはジャパン、Fは福祉、Kは気仙沼。いったい何のこっちゃという名称ですが、「日本の福祉を考える気仙沼若手の会」。要は、被災した若い人たちが、なんとか自分たちでこの地域を福祉の街にしたい、ということで、かなり積極的に研究会などの活動をしています。メンバーは今43名。主に認知症のサポートですね。認知症サポート養成講座を市から頼まれてやっています。

介護事業所の責任者も、それぞれ対策を考えました。

介護事業所の施設長
〈訪問看護ステーションを震災の年に立ち上げた〉

在宅で療養する方をカバーするため、訪問看護ステーションを立ち上げました。老健（介護老人保健施設。家庭への復帰を目指してリハビリなどを行う短期入所施設）の場合、在宅療養をきちんとフォローするシステムがなければ、自宅に帰せないでしょう。家族だって不安で、対応できない。
老健は在宅復帰を目的としていますからね。そのためにも地域包括がきちんとしていなければいけないのに、それが不十分。だとしたら、我々の法人のなかでその仕組みをつくればいいかなと。訪問看護ステーションもあるし、デイケアもある、入所施設もある、精神科の協力病院もある、それらが情報共有すれば、在宅療養をきちんとフォローできます。

グループホームの経営者

〈近隣の介護施設と防災協定を結び直した〉

他の施設との防災協定は一応ありました。けれども震災後ある程度落ち着いたとき、もう一度、防災協定を結び直しましょうとなりました。今までの防災協定は具体性に欠けて訓練もしていなかったりと、形だけだったと思います。それで、何回か話し合いをもったり、合同で避難訓練をしたり、それぞれの施設でもち合わせている備蓄の数の確認をしたりしました。

〈1週間は自分たちで生き延びられる準備をした〉

燃料もたくさん確保していますし、大きな発電機を4台、新しく買いました。水もたくさんあります。冬場のことを考えて大型のブルーヒーターを4機。
震災を経験して、最低1週間、なんとか自分のところで生活できれば、助けていただけるだろう。これは今回実感したことです。震災後、テレビなどで食べ物の備蓄とか、水、医薬品は備えるべきっていっていますが、その分量は何も示されていない。そもそも経験してみると、オール電化って、こういう介護施設では意味がないなと感じます。

医療と福祉の連携が生まれる

気仙沼における震災後の様々な活動を特徴づけているのは、多職種連携という言葉が事実として成立している、ということではないでしょうか。勉強会で、医師、歯科医師、看護師、保健師、訪問看護師、介護職、ヘルパー、薬剤師や製薬会社の社員などが一堂に会し、それぞれ忌憚《きたん》のない意見をいい合うなどという姿は、以前ならとうてい想像できないものでした。そんな職種を超えた多くの人たちが集まり、自主的にそれまでの常識の枠にとらわれない活動を、現実の幾多の場面で展開しているのです。

●気仙沼・南三陸地域在宅医療福祉推進委員会
気仙沼市立病院の医師

あの震災があったから意識が変わったって、みんないっているでしょう。この委員会もその1つ。たくさんの職種が集まるのは震災がなければ実現しなかった。とくに急性期病院は、病気を治したあとは、帰れ帰れでしょ。その人が地域に戻ってどういう生活をするのか、そこにかかわる人たち、介護とか福祉にかかわる人たちがどういった仕事をしているのかもあまり意識しなかった。これは病院で働く医療従事者としての反省です。

訪問診療をしている医師

興味をもってくれそうな人に最初4~5人、声をかけたら、それが広がっていったんです。先週もやったんですが、歯科、薬剤師、医者、訪問看護ステーション、在宅系の福祉部門の業者、ケアマネジャー、訪問入浴の業者。その前の会は市立病院の地域医療連携室、保健所、市の役人……勉強会とかで集まって、そのときに悩んだこととか問題とかを話し合う。午後7時集合で、勉強会のあとは飲み会。遠隔地からだと大船渡病院とか宮城県外からも来ています。

気仙沼市立病院の医師

災害拠点病院で急性期を担当していて、震災直後に患者が来ないことを不審に思って街に出たら、街は情報も混乱するばかりで、ひどいことになっていた。行政も医師会も同じ。こんな混乱のなかでもしっかり仕事をする組織を立ち上げなくちゃと思っていたら、偶然、別の地域で経験のある医療支援チームやNPOの人たちがいて、じゃあ気仙沼でもやってみようかってことになったんです。この活動をやってわかったのは、街には有能なプレーヤーがたくさんいるんだってこと、そういう人たちと協働で物事を進めていくことが、結果的に市民のためになるんだということを痛感しました。

●気仙沼・南三陸「食べる」取り組み研究会開業している歯科医師

ＪＲＳが活動を始めて、在宅に行くと、口腔の健康課題、食べられないという問題が掘り起こされました。そこで支援に来てくれた先生たちが中心になって、歯科部門を立ち上げて対処していきましょうと、ボランティアの歯科医師、日本歯科医師会からの支援チーム、歯科衛生士さんを含めて在宅の歯科治療や口腔ケアをやるようになってきたんです。この活動で、その道の達人が何人も支援に来る。だったら、地域の他の職種の人たちもかかわって自分たちのスキルを上げていこうと始めたのが「気仙沼口腔ケア・摂食嚥下《えんげ》・コミュニケーションサポート」でした。勉強会や実技もやりました。そのあと僕らは「気仙沼・南三陸『食べる』取り組み研究会」をやっています。月1回のペースで、自分のところの症例を発表して討論したり。これにかかわっていない介護施設はないんじゃないでしょうか。

震災後2年の節目で報告会もやりました。参加者は多職種で医師、歯科衛生士、介護士、歯科医師など。結局、歯科医師会でもなければ医師会でもない、多職種連携の会です。震災があったとき、地域の皆さんをいかに救えるか。スペシャリストが来られても、地域力をつけておかないと受け入れられない、それがわかったからです。

情報の途絶は、震災当時、もっとも困ったことの1つです。その解決法も「多職種連携」となっているのが、気仙沼のすごいところかもしれません。

開業している医師

〈情報共有システムをつくった〉

医療福祉情報ネットワーク協議会をつくって、全県下の各医療施設をつないで、情報をお互いにみられるようにしました。しかもクラウドサービスにして、震災のときのように医療情報がまったくないという事態が起きないようにしました。基本は病院、薬局、歯科医院、介護事業所、訪問看護、多職種にわたってみられるようになっています。ようやく動き始めたところで、患者さんの登録を増やしていかなくちゃいけない。基本情報に薬歴、検査データ、入院歴、アレルギー歴、あとは一種の退院時のサマリー（病歴等の要約）などです。

気仙沼市立病院の職員

〈市立病院を復興のシンボルに〉

今回思ったのは、病院は避難所ではないけれども、みんなが安心して集まれる場所だということでした。避難所の機能ももったほうがいい。幸い、新病院の計画が進んでいます。とにかく広い駐車場をとること、そして一帯の建物のなかに、看護学校も入れてしまう、そうしたら、看護学校の教室なり講堂なりが避難する人の居場所になるし、トリアージの場所にもなる。

あと、うちの病院ではＤＭＡＴが活動できる場がありませんでした。市のすこやか（市民健康管理センター）に移らざるを得なかったのですが、医療支援を受け入れるスペースも確保しようと、今計画を練り直しているところです。とにかく免震構造の建物のなかで、集中的に活動ができ、避難した人も受け入れられる構造にしたい。新しい市立病院が気仙沼復興のシンボルになると思っているんです。

第二部

東京都健康長寿医療センターはどう動いたのか

おもな支援活動と調査

平成23年（2011年）
・災害精神科医療の援助（主に認知症増悪への対応）
・東京都への原発避難者に対するソーシャルワーク支援
・東京都で在宅サービスの被害と支援対策調査
・福島県相馬市へ9か月の常駐保健師派遣

平成24年（2012年）
・宮城県石巻市網地島で認知症早期診断プログラム

平成25年（2013年）
・宮城県気仙沼市で医療・福祉専門職の活動実態調査

平成26年（2014年）
・東京都の介護施設に対し災害時の地域高齢者支援調査

平成27年（2015年）
・東京都の通所介護施設のインタビュー調査
・宮城県気仙沼市で認知症予防プログラム

平成28年（2016年）
・宮城県気仙沼市で住民協働で転倒予防体操の開発検討会
・宮城県気仙沼市で転倒予防体操のDVD完成

第1章　東京都健康長寿医療センターとは

東京都健康長寿医療センターは高齢者専門の医療機関です。そして、高齢者が増加してゆく社会に役立つ学術的知見を示すための研究所が一体となった地方独立行政法人です。その歴史は明治5年（1872年）、渋沢栄一を初代院長とする救貧、福祉施設の先駆けである養育院の設立にさかのぼります。渋沢は、50年もの期間、92歳で亡くなるまで院長を務めておりました。

その後、社会情勢の変化や運営を引き継いだ東京都の政策方針の影響を受けながら、名称や組織も変わる時期がありました。しかし様々な変遷を経ながらも、140年にわたり、一貫して社会福祉への貢献をしてきた組織です。研究所には、医学者もいれば、社会学者、心理学者、理学療法士や臨床心理士もいます。また、介護施設の現場から研究者となった人もいます。

研究所の仕事は、大きく2つの分野に分かれます。1つは自然科学系で、「老化」とは体のなかで何がどう変化していくものなのかという老化メカニズムを、臓器レベル、細胞レベル、そして遺伝子レベルで探索してゆく分野です。また、高齢者特有の脳の変化に伴う病気の診断や病態の研究分野も重要です。

もう1つは社会科学系で、高齢者が充実感を感じながら自分の住む地域で豊かに暮らすための、社会参加や心身機能の向上など老化予防があります。さらには仮に認知症になっても地域の特性に合わせ、皆で支え合える体制を実現するための政策研究などのより応用的な分野、要介護高齢者も施設や在宅などで介護を受けながらそれぞれの環境でその人らしく暮らすための研究、そして、人生の最期をどのように迎えるか、そしていかに見送るかも重要な研究分野です。今回の東日本大震災の被災者支援に関する一連のプロジェクトは、この研究所の社会科学系が中心となって進めてきました。

研究所には常勤研究員96名、そして100名を超える非常勤研究員が勤めています。研究者のなかには、個人の立場で、休暇をとって被災地への支援に出向いた人もいます。

しかし、今回の東日本大震災で、東京都健康長寿医療センターの研究所が取り組んできた被災者支援活動は、個人の支援活動とはやや違ったものと考えます。長く高齢者研究をしてきた組織が、未曾有の災害で生活が根底から変わってしまった方々にできることは何なのか。私たちは、地域に住む方々自身の力で生活を取り戻すことを主眼とし、そのために時に支え、時に見守ることと考えました。復興の過程で次第に現れる課題――それは緊急ではないけれど、医療や福祉のよりよい実現の妨げとなるもの――を共に考え、解決の糸口となり得るような支援でありたい。もちろん、当事者ではありませんから、被災された皆さんとは考えの隔たりもありました。そのような5年以上続けてきた被災者支援プロジェクトを紹介しながら、ゆっくりとした復興の歩みをたどっていきたいと思います。

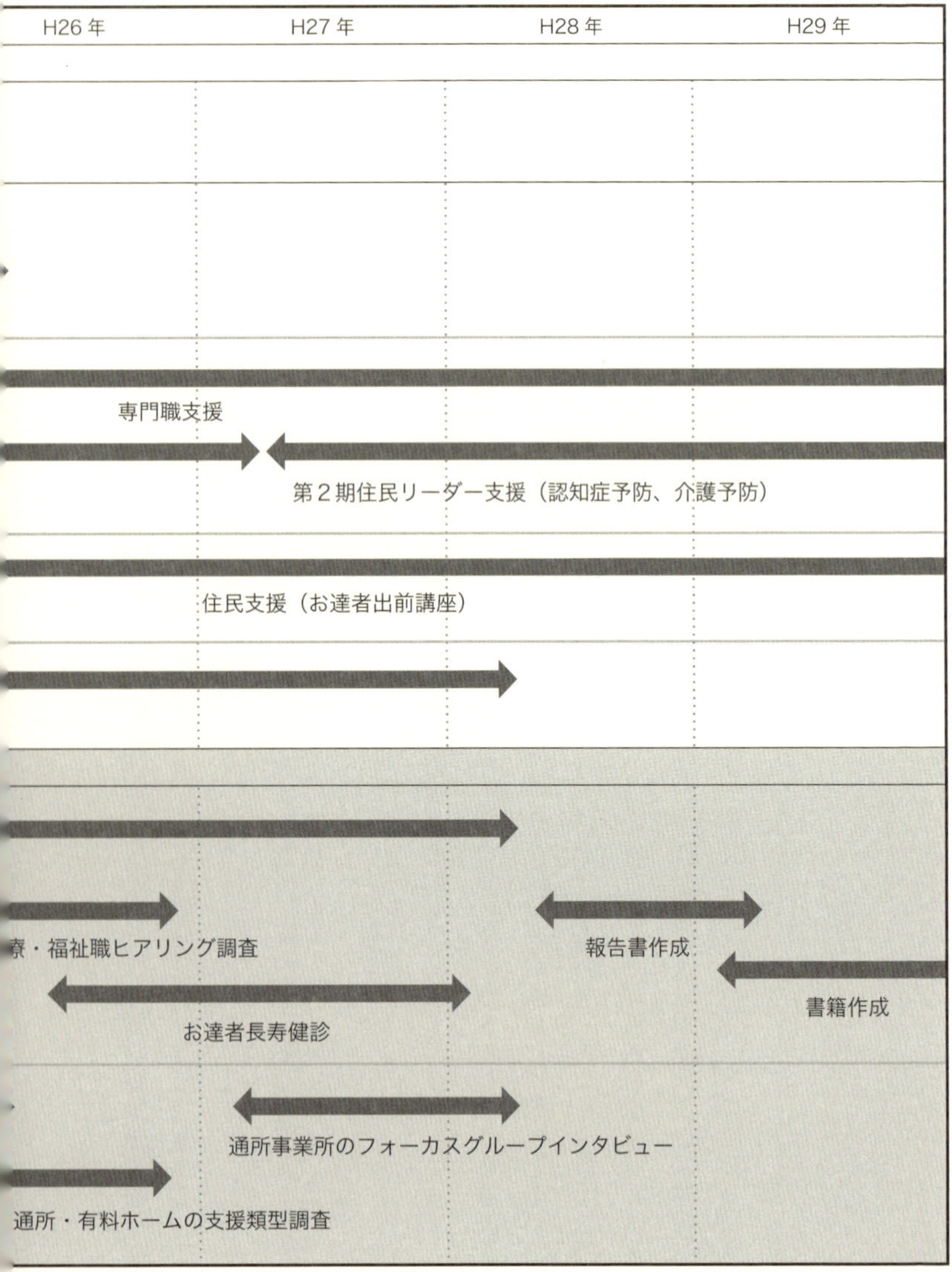
H26年
H27年
H28年
H29年
専門職支援
第２期住民リーダー支援（認知症予防、介護予防）
住民支援（お達者出前講座）
療・福祉職ヒアリング調査
報告書作成
書籍作成
お達者長寿健診
通所事業所のフォーカスグループインタビュー
通所・有料ホームの支援類型調査

プロジェクトの行った支援と調査

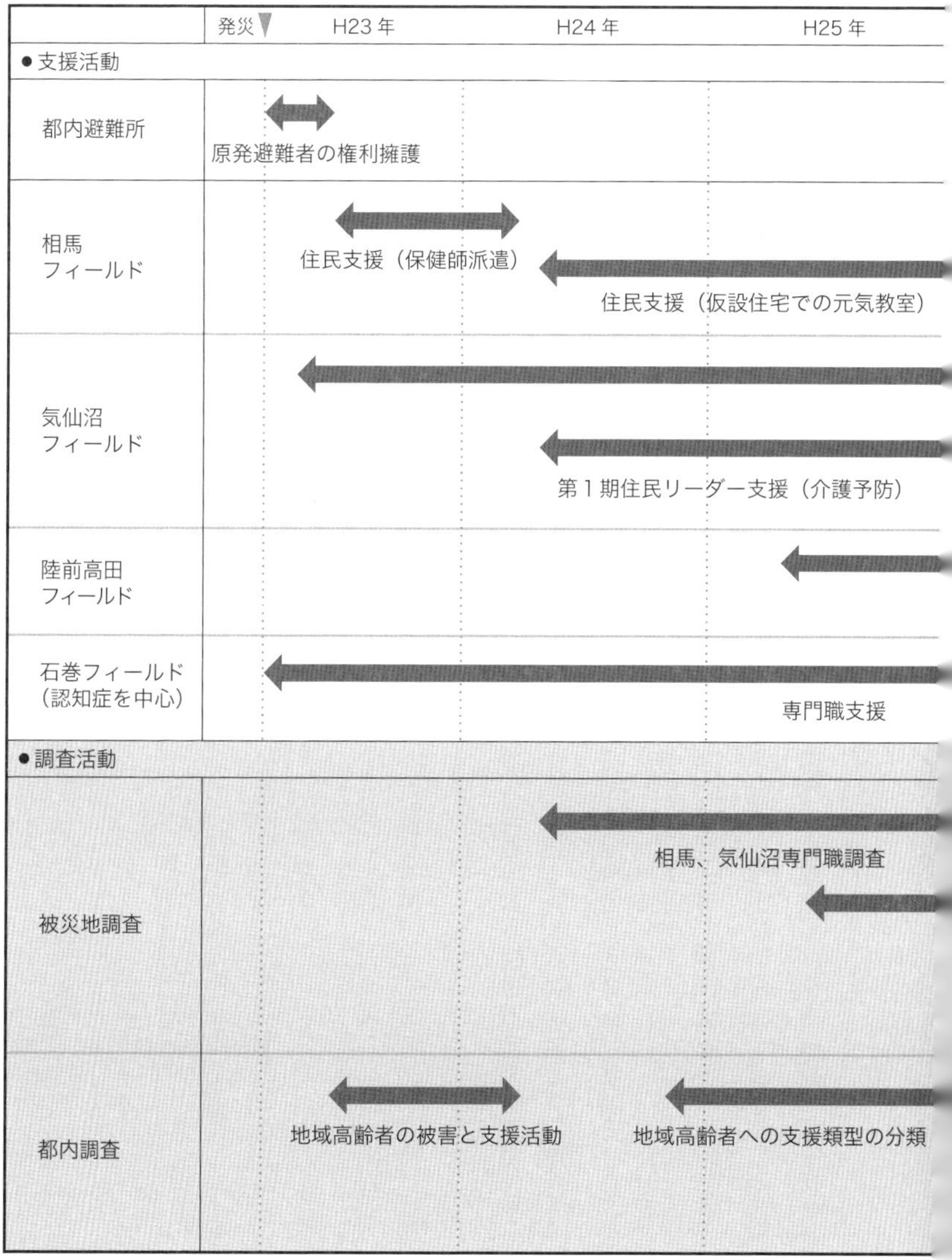
発災
H23年
H24年
H25年
●支援活動
都内避難所
原発避難者の権利擁護
相馬フィールド
住民支援（保健師派遣）
住民支援（仮設住宅での元気教室）
気仙沼フィールド
第１期住民リーダー支援（介護予防）
陸前高田フィールド
石巻フィールド（認知症を中心）
専門職支援
●調査活動
被災地調査
相馬、気仙沼専門職調査
都内調査
地域高齢者の被害と支援活動
地域高齢者への支援類型の分類

1　震災直後の支援活動

3月11日、研究所がある東京都板橋区でも大きな揺れを感じました。JRをはじめ、ほぼすべての交通機関が停止し、多くの人が帰宅難民となりました。都内の幹線道路にかかる歩道橋には、多くの歩行者が蟻の行列のように連なり、その重みで歩道橋がたわむような振動で恐怖を感じたといいます。

その後、1か月は計画停電が実施され、自宅での暖房による電力消費を控えるために公共の場所への参集が推奨されました。さらに駅や地下道のショッピングモール、コンビニなどの店舗も節電の必要性から、照度を絞った薄暗い街並みとなりました。東京に暮らす者は、原子力発電でつくった電力を消費していたという少なからずの後ろめたさもあり、極端なまでの電力節減の暮らしを受け入れたのです。けれども首都圏の住民の不自由さは、岩手、宮城、福島3県の被災地の被害には到底及ぶものではありません。

県や市などの地方自治体の災害対策本部は、震度によって自動的に設置が義務付けられているため、発災と同時に東日本各地で続々と設置されました。当日中に政府調査団が派遣されています。また発災後、日本政府はすぐに官邸対策室を設置し、1時間後には内閣総理大臣をトップとする緊急災害対策本部ができ、そして緊急消防援助隊や警察、自衛隊へ迅速に現地への出動要請をかけています。これらは阪神・淡路大震災の教訓によるものです。

認知症支援の取り組み

大きな災害が生じたとき、人命救助や医療支援が真っ先に思い浮かびます。何よりも命を守ること、この時期に最も重要なのは医療支援です。研究所からも、緊急時の医療支援の最前線に立った医師がいました。「自立促進と介護予防」研究チームの部長である粟田主一です。3月12日早朝に東京を発ち、翌13日未明に仙台市立病院の精神科・認知症疾患医療センターで診療を開始しています。もともと仙台に地縁がある粟田は、認知症になっても地域で暮らし続けられる社会を実現する研究の第一人者です。

厚生労働省によると、認知症になっている人は、全国の65才以上の高齢者の15%、平成24年(2012年)度で462万人と推定されています〔1〕。認知症は予防も重要ですが、これほど多くの人が認知症になるとの将来予測がある以上、何か危機的な状況が起きる前に、地域社会で認知症の人が暮らし続けられる対応をつくり上げることが重要となってきます。それには、認知症の初期診断を正確にできること、そして診断後にその人の現状に合った早めの支援体制をつくり上げることが、切迫した課題です。そのための仕組みづくりが、研究所での粟田とその研究チームの取り組みの1つです。

適切なときの的確な診断は認知症支援の第1歩です。認知機能と生活への支障の度合いを調べるため、科学的な手続きで信頼性と妥当性が確認されているDASC―21という評価シートを用いて、認知症が懸念される高齢者に地域の保健医療の専門職が調査をします。その結果、認知症が心配される高齢者に対し、生活支援や介護、医療につなげることを目的に、複数の専門職が6か月を目安に集中的に地域で活動する「認知症初期集中支援チーム」と呼ばれる仕組みをつくり、地域に根付くように進められています〔2〕。平成24年（2012年）度から、この初期集中支援チームについてはモデル事業が実施され、平成30年（2018年）度までに全国すべての市町村にチームを設置することを目標に掲げています。

緊急期の人道的支援としてのメンタルヘルス

震災時になぜ認知症専門医が必要とされたのでしょうか。

高齢者は災害時には最も影響を受ける人々であり、今まで自立した暮らしをしていた高齢者の心身状態が、災害により急激に悪くなることが知られています。事実、粟田が震災直後2週間に診療した高齢者の多くは、今まで認知症ではありませんでしたが、受診を必要とする状態に陥った方々でした。津波で家屋が流され骨折し、低体温症と脱水、さらには肺炎も併発したことにより意識障害や幻覚症状が現れた方、震災による強いストレスで心の平安を失った方、視力や聴力が衰えているため避難所に順応できずに幻覚や妄想が現れた方、これらの高齢者は、平時には、おそらく普通の暮らしを営んでおられたのです。

もともと認知症であった方にも大きな変化が出現しました。狭い空間で暮らさなければならない避難生活への不適応は、想像に難くありません。自宅は残ったものの、ライフラインの断絶や食料不足という災害状況が理解できずに、劣悪な環境への抵抗として大きく混乱して暴れてしまった方もおられました。

また、薬剤が原因で精神状態の悪化をみた高齢者もいました。例えば、認知症の方の介護を軽減したかったり、避難所の周囲の人に気遣うあまり、介護者である家族が通常服用していた鎮静作用のある薬剤を多めに服用させた方もいます。この方は、薬の作用で眠りがちとなったため、水や食事がとれずに脱水から意識障害を起こすこととなりました。糖尿病に対するインスリン注射を必須としていた介護施設入所者が、極端な食料不足にもかかわらずインスリンのみが通常と同じように打たれていたため、低血糖症によるせん妄を起こしたなど、高齢者の精神障害のフルコースともいうべき様々な対応に追われたのです。

しかし、安心できる環境に身を置き、適切な身体的、心理的ケアと正しい投薬を受け、比較的短期間に改善してゆくことができた方が多かったのは幸いです。また、今回の震災で大規模で長期的な避難所生活に向き合い、認知症の人を支えるための環境づくりの必要性が強く認識され、福祉避難所や認知症の人のための環境づくりに目が向いた点は、得難い成果であったと思います。震災2

か月後の5月、粟田による臨床支援は一区切りとなります。

2　被災地での調査研究

調査をする配慮

厚生労働省は震災直後、宮城県の大規模な健康調査に1億円の科学研究費補助金を出しました〔3〕。それと同時に同省と文部科学省は、5月16日、大学や研究機関を対象に、被災地での研究調査の実施に関する異例ともいえる呼びかけをしました〔4〕。倫理的配慮の確認とともに、被災地の自治体と十分な調整をすること、そして、調査内容が重複しないように、必要範囲を越えた、詳細な調査を実施しないことへの配慮を要請したのです。

今回の地震と津波に関する健康調査は、将来の災害対策に対し重要な知見をもたらすと期待されます。研究や調査によって、社会に役立つ知見を示したいと思うのが研究者です。しかし、改めてこの2省の「配慮」を求める呼びかけが必要となる現実があったことは、紛れもない事実です。将来役に立つのだからと、つらい体験をした方の心に土足で踏み込むような聞き取り調査が行われたかもしれません。実際、ある避難所では、避難してきた住民同士が「毎日毎日、なんか調査を受けてる」「今日は東京の○○研究所、明日は京都の△△大学。調査の謝礼は、どっちが高い?」などと話すのを耳にした研究者もおりました。

研究者として、倫理的な基準に沿った調査を実施するのはもちろんですが、調査を行う現場との良好な関係づくりは、他の研究と同様に大切なことです。さらには、研究の知見を後世に役立てるためには、論文や報告を通し、人々に伝えてゆくことが、大切なことの1つです。研究で得られた知見は、伝えなければ多くの人が利用できないからです。とくに、災害という自然による偶発的な出来事の体験から得られた気づきは、災害から命を守るために、人類共有の財産とする必要があります。

偶発的に生じた石巻市網地島での実践

仙台での臨床支援とともに、宮城県での大規模健康調査に粟田は参加していました。調査の目的は震災による不眠や心理的苦痛の現状を把握することで、しっかりとした成果が上がれば、今後の災害研究に役立つ調査です。どのくらい時間が経てば、過酷な体験から心が回復できるのか、何年も継続的に調査をするためには、被災直後の調査は不可欠です。調査結果により、とても心の状態が悪いと判明した場合、保健師さんなどにつなげて家庭訪問をしてもらう直接支援も考慮されていました。

その調査のときに粟田は、地元石巻市の保健師さんから「網地《あじ》島で、認知症高齢者の支援が大変なことになっている」との情報を得ました。震災当時484人が住む島の高齢化率は70％です。認知症と思われる高齢者へ基本的な対応はしていたものの、震災直後からの精神状態の悪化にはとても対応できず、現地のスタッフも疲労の色が濃いといいます。また、認知症の診断を下したり、認知症患者の行動や思いへの理解は不十分で、島の保健医療職だけでは適切な対応は難しい局面を迎えていました。

前述した粟田の研究の1つには、認知症の初期診断と診断後の早期医療・生活支援の仕組みづくりがあります。この研究成果を、網地島にもち込み、実際のところ、どのような効果があるかを実践し、体制づくりへの事例として検証することにしました〔5〕。被災地で社会的資源が極端に欠乏しているとき、このような支援体制づくりが実現可能かどうかを検証することは、認知症初期集中支援チームの実現にとっても重要な経験となるばかりか、島に住む高齢者や医療保健の専門職にとっても、適切な指導のもと、島に適したこれからの体制づくりに役立てることができます。今まで積み上げてきた研究成果と臨床支援が出会い、お互いに成果を挙げることができた社会実践の例といえるでしょう。

3 東日本大震災被災者支援プロジェクトの立ち上げ

老年学と被災者支援

被災直後からの集中的な災害状況のテレビ報道とともに、企業の商品コマーシャルがほぼすべて自粛され、日本全体に緊迫した空気がみなぎりました。不安を抱きながら日々を過ごし、「何か力になりたい」と思いながらも、とりあえずできることは募金しかないもどかしさを誰もが抱いたと思われます。

「力になりたい」

研究所の副所長、高橋龍太郎（当時）も同じ思いでした。宮城県仙台市出身の高橋は、医師になった当初から老年医学を専門とし、研究所の社会科学系部門の当時のリーダーでした。しかし、瞬時に高橋の口から出た言葉は、「ゆっくりやろう」という言葉でした。

「もちろん救護活動が時間を争うように必要なことはわかっていました。ただ、私1人が現地に行ったとしても、何ができるかといえば、できることは限られている、そう考えたんです」

高橋の所属する病院が提供しているのは高齢者医療です。高齢者医療では、疾患の完治が主たる目的となることは少なく、複数の慢性疾患が生活状況を悪化させないように、死を迎える日までその人らしく過ごすための医療であり、一般的な医学の治療とは違った目標を設定しています。例えば、糖尿病や認知症になったら、完全に治るということはなく、どのように落ち着いた暮らしを続けることができるかが焦点になります。そして、医療者と患者の付き合いも中・長期的で、亡くなる日までのお付き合いです。

さらに研究所は、高齢者の介護予防とか健康維持を得意分野としています。高齢者が介護を受けない暮らしを続けてゆくためには、筋力の低下を穏やかにさせるための生活の工夫や、加齢による心身の変化とどう折り合いをつけて生きてゆくかが大きな課題です。その目的に向けて地道な日々の生活の在り方が大切になってきます。

「古典的な意味での医者対患者という対峙関係で相手が緊張感をもっている間柄では、その人の抱えている問題の中心に近づくことはできません。患者の方が、『この先生は役に立つかどうかはわからないけれど、ちょっと相談してみよう』という関係性に変わって、初めて、高齢者を専門とする医療者はやっていけると考えます」

高橋の頭には、被災者支援に関して、この老年学の立ち位置があったのかもしれません。

突撃のように東京武道館へ

研究所には、対人援助を仕事としてきた経験のある研究員が何名かおります。そのうちの、高齢者介護に携わってきた島田千穂研究員（当時）と児玉寛子技術員（当時）に、高橋は声をかけました。

「何かしないといけないと思う」

では、何をすればいいのか。被災後1か月、福島第一原子力発電所の事故で東京に緊急避難をしてこられた方が、大規模な避難所で不自由な生活を送っておられました。ほとんど着の身着のままで避難してこられた方々は、当然のことながら東京に地縁も人脈もありません。

東京の高齢者の研究所に何ができるのか、判然としないままに、3人は足立区にある東京武道館に向かいました。そこは東京でいくつかある原発関連の住民のための避難所の1つで、いわゆるアポなし訪問です。すると、(公社)東京社会福祉士会が会員ボランティアを募って、避難者のために相談支援ボランティアを3月中旬から展開していることがわかりました。島田と児玉は社会福祉士、いわゆるソーシャルワーカーの資格ももっていました。ソーシャルワーカーの仕事は医療と福祉、そして教育や行政機関などとともに、日常の生活課題をもつ方々からの相談を受け、助言や援助を行う専門職です。まさに、突然大都会の真ん中での集団生活を強いられた方には、そのとき最も必要な支援の1つでした。活動内容は、相談に乗り、必要な情報を集め、場合によっては行政の支援へつなげてゆくことです。2人はこの社会福祉士会の活動に参加することとなり、4月中旬から6月末日まで15回の相談業務に携わっています。出向いた避難所は、東京ビッグサイト、赤坂プリンスホテル、そして東京武道館の3か所で、共有スペースでの声がけと相談ブースに尋ねてきた人への対応を行いました〔6〕。

相談支援に参加する2人に対し、高橋は何度も告げています。

「私たちは支援ボランティアとして活動するのではない。被災者の支援ボランティア活動を研究する視点をもち、研究者としての視座を常にもって参加することを忘れないように」

社会学のなかには、参与観察という研究スタイルがあります。これは研究者本人が調べたいと思う集団のなかに入り込み、同じ体験を積み重ねるなかで外部から見聞するだけのよそ者ではない、内側の視点を獲得し、そこから得たことを学問的に分析するという研究方法です。外部の者として聞きとりを重ねることとは違い、当事者がわざわざ言葉に表さない暗黙の了解とされている感じ方や考え方も見出すことのできる手法です。とても時間がかかりますが、強力な研究手法です。けれども、参与観察を行うときは、実践者として経験を重ねてゆく自分と、研究者としての観察眼を保つ冷静さとの間で、自分のなかの統合性が保たれない苦しさが常に身近にあるつらい研究方法でもあります。

島田はこういいます。

「東京社会福祉士会の方々は本当に一生懸命なさっているし、私たちも行けば、目の前の人の役に立てるように、丁寧に話をうかがいました。でも違和感は常にありました。私たちの活動が役に立っているのだろうか、何度も児玉さんと語り合いましたけれど、答えは出ませんね。なおかつ研究者としての視座を保たねばならないという葛藤。でも、この葛藤って、病院や介護施設の現場で、職員への教育を実施して、こちらの研究目的は、その教育がどれほど介護の実践に変化をもたらすかですが、教育を受ける人たちは、自分たちの技術力向上のための研修を行っていただいたと感謝してくださる。そんな現場にかかわる研究者が感じる葛藤と同じです。

4月の時点では、私たちに何ができるのかって自分に問いながらも意気込みがあった。でも5月、6月に入ってくると薄暗かった東京の街が、だんだんと明るくなっていく。ちょっと暑い日にはクーラーをつける。自分の生活範囲は普通に戻っていく。ですけど、赤坂プリンスには、今も、この同じ時間に苦しんでいる人がたくさんいる。違和感というか戸惑いもあった。『お互い、この国難を一緒に頑張りましょう！』っていう感じで始まったんですけど、最後の方は『何か、すみません』という罪悪感にも似たような気持ちを抱いていました」

避難所支援の最初の記憶は強く印象に残っているけれど、避難所閉鎖のころの出来事はあまり記憶には残っておらず、淡々と避難所通いを終えた感が強いといいます。

「今思うことは、あのブースに行けば、話を聞いてくれる人がいつもいるということ、答えが出るわけではないけれど、あそこに行けば私に向き合ってくれる人がいるということが、支援のすべてだったように思います。あと、ブースに来る方は、もともと何か弱い部分のある人です。地域で普通に生活していたときにはわからなかっただけで、災害によってもともとあった弱い部分が強調されてしまったように感じました」

災害が弱い人をつくり出したと単純に考えるのとは違うようです。

支援のかたちを模索

災害発生直後、生きるか死ぬかの時点の援助を行うことは意味深いことです。しかし、被災地が向き合わねばならない問題は、時とともにどんどん変化します。宮城県気仙沼市の発表では、3月19日に97か所の避難所にいた1万9877人は、5月末には一次避難所数は47か所、避難者数は3611人に縮小されてゆきました。生きるか死ぬかという支援が求められた時期を過ぎ、被災地の役に立てることは何か、どのような支援が求められているか考えねばなりません。それは、支援とは何かという根源的な問いかけにもつながってゆきます。

4月を迎え、被災地の地方自治体は、新年度のための仕事の再開に着手し始めました。気仙沼市でも避難所から仮設住宅への入所が始まり、中断されていた妊産婦健診が再開された5月、連休の数日間は大勢のボランティアが被災地に向かい、テレビなどでは現地の体験を繰り返し報道します。けれど、そこには、被災地が何を求めているかの答えはありません。

高橋は高校までを宮城県仙台市で過ごしました。生まれ育った土地でもあり、多くの被災者も知人にいます。そのなかの1人に、福島県相馬市の立谷《たちや》秀清市長がいました。相馬市は震災直前には3万8000人の住民が住む町で、その被害は死者が458人、そして、親を失った災害孤児が51人いたと発表しています。相馬市ではこの災害遺児に対し、18歳になるまで月3万円の生活支援金、さらに相馬を離れ大学や専門学校に進学する場合、学費に相当する資金に加え、月

7万6000円の奨学支援金を支給する条例をつくりました。けれども、目の前で人が亡くなるのを目撃した子どもたちは、お金さえあれば幸せになれるわけではありません。立谷市長は、幼い子らの心の傷が何よりも気がかりでした。

旧友の高橋との電話で、立谷市長は保健師の持続的な駐在を依頼しました。被災地には、心のケアを担う数多くの支援チームが入っていました。けれども、初対面で1、2週間の滞在、そしてもう二度と会わない人に向かって、簡単に心の問題を語れるはずがありません。そこを考慮したからこそ、具体的な被災地からの要望が高橋に伝えられたのです。

研究所には様々なバックグラウンドをもった研究員がいます。市長が必要としている職種が保健師と具体的に求められたため、人選も比較的しやすいと高橋には思えたのです。

行きたかった支援だけれど

保健師である塩満芳子は、当時、高齢者健康増進支援室の常勤研究員でした。災害直後、被災地に対し何かをしたい、という思いを塩満はずっともっていました。具体的にどのような手続きを踏めば被災地に入れるのか、看護協会の登録なども調べたりして、勤務と支援のバランスをどうとればいいのか悩んだりしている、などと周囲の仕事仲間との会話のなかで話していたのです。

「そんなとき、高橋龍太郎先生と直属の上司である大渕修一先生（研究副部長〈当時〉）が、私を尋ねてきたんです。高橋先生と直接話すのは、そのときが初めてでした。内容は、子どもの心のケアを中心とする保健師の派遣依頼でした。お話を聞くと、私が思っていたより、ちょっと話は大きいぞ、というのが正直な感想でした」

そのとき、具体的にいつからいつまで派遣されるのか、また現地ではどのような活動が求められているのか、塩満はわかっていなかったといいます。ただ、福島、という地名は当然のことながら大きなインパクトがありました。福島第一原子力発電所は大熊町に位置しますが、相馬市はそこから42キロほど離れています。ただ、放射線量が高いことで知られている飯舘《いいたて》村に隣接している相馬市には、部分的に高い線量をもつホットスポットが多数存在しました。

「ハイってすぐにはいえなかったです。ちょっと考えますといいました。そして一応、実家に連絡しました。もちろん、親は反対しますよね。私としては、不安もなかったわけではありません。けれども誰も行く人がいなくって困っているし、私に話が来たのも何かの巡り合わせかな、って思ったんです」

相馬フォロアーチームへの参加

相馬フォロアーチームは発災3か月後の6月2日に創設されたNPO団体で、相馬市の子どもと彼らをとりまく保護者や教員への心理的ケアを目的としています。主に被災した4校への定期的なスクールカウンセラーの派遣のため、臨床心理士を主としたスタッフ6名で、創設当初は教育委員会の傘下にありました。塩満が参加したのは、創設されてから約1月後の6月29日でした。

「たぶん市長さんは、心のケアには保健師が必要という強い思いがおありになったんでしょう。けれど、私が行った時点では、具体的な保健師の役割は明確にはなっていませんでした」

保健師は地域の健康づくりの要です。今、震災という大きな打撃を地域全体が受け、今後、どのように地域を再生してゆけるのか見当もつかないからこそ、しばらく駐在するかたちでとどまってほしいといわれ、塩満自身も決意をもって赴いた土地です。

「やっぱり、子どもの健康を守るならば、その親の状態をみなければいけない。そのとき、フォローアーチームではだれも仮設住宅を回っていなかったので、私は仮設を全戸回ろうと思いました」

仮設全戸巡回でみえた被災者のランクづけ

相馬市では、震災の年の6月で避難所は閉鎖され、仮設住宅への入居が全員終了していました。塩満は、8月から2か月かけて約1500戸を1人で巡回しました。そのなかで、継続してかかわりをもっていく必要が感じられたのは、全体の約1割程度でした〔7〕。

当時、仮設住宅の集会所には、心のケアを行う支援チームがたくさん入っていました。しかし、集会所に来られない人の方が、問題を抱えている場合が多いのです。また、被害の大きさの程度から、被災者同士でランクづけをしてしまい、我慢している人たちがたくさんいることに気づきました。そういう方は集会所でも少し外れたところでニコニコ笑っておられるだけだったりします。話の中心から外れた方に塩満が声をかけ、あとから仮設住宅に個別訪問すると、心に秘めていたつらい思いをあふれるように語り始めることも数多くありました。地域が狭く、お互いの事情をみんなが知っているからこその遠慮となるのでしょう。

けれども、個別訪問によって厳しい現実も塩満に突き付けられます。訪問するときに、「相馬市の教育委員会から来た保健師」だからこそ扉を開けてくださった方が大勢います。相馬市の仮設住宅には原発事故の避難者も多く入居されていたため、「東京から来ました」という言葉は、東京電力のつくった電気の大消費都市である東京に対して、やりどころのない複雑な思いを刺激することもありました。被災者のもつ東京に対する何ともいえぬやりきれなさ、まさに現地に出向いたからこそ感じとることのできたことです。

一方、東京の研究所でも、塩満保健師を派遣したきりで放っておいたわけではありません。高橋も、塩満の直接の上司である大渕も、塩満の現状を現地に確認に行っています。月に1回、報告会議として週末に東京に帰還もさせていました。

気持ちは被災者になってしまった

「相馬にいるときはなんともないんです。だけど、東京に戻ってくると、すごく戸惑ってしまうのです」

毎日毎日仮設住宅を回って、震災が人々の心に残した爪痕の話を丁寧に聞く、それが塩満の仕事です。そして月に1回、東京に戻る道すがら代行バスでいくつもの被災跡を通り、仙台という地方都市を経て、大都会東京に着く。一度新幹線の扉があくと、ネオンが煌びやかに瞬いているし、肌寒いほどクーラーも効いている。つらい話で涙する相馬のおばあちゃんと同じ年代の女性が、元気に街を闊歩している都会の夜が広がります。

「数か月前までは自分が住んでいた街なのに、なんだか居心地が悪い。気分的には、東北から出てきて『都会にお邪魔しています』みたいな不思議な感じなんです。相馬に残してきている方たちのことが常に頭に浮かび、震災とはかけ離れた生活を送っている都会の人たちに腹が立ちました。『一体何なの？』という思いです」

塩満のそのときの気持ちは、被災地で支援する者にとって1つの課題を提示しているかもしれません。心の底から人の気持ちに寄り添うこと、それは対人援助の基幹です。けれどもどこかで、支援者自身が我が身を守ること、気持ちを切り替えることも専門職にとって重要です。持続的な滞在を求められた塩満の場合、生活の不自由さや地縁のないなかで活動する日々、独力で気持ちを切り替えることは難しかったでしょう。医師や看護師などによって時折語られる専門職としての距離感の保持は、災害支援に行く者にとっても忘れてはならないことです。

平成24年（2012年）3月を迎え、塩満の9カ月にわたる奮闘は終わりました。しかし、一時帰京のときに感じた居心地の悪さは、しばらく続きます。もう一度、私は東京に住んでいるんだと認識しなおすために時間が必要でした。3月は震災1年の区切りで、テレビをつければ震災報道が流れます。

「極力、テレビはつけないようにしました。自分をコントロールすることの大事さとともに、どこか、被災地の人を捨てて戻ってきてしまったような自責の念が込み上げるんです。もちろん、向こうの人はそんなこと、思っていないでしょうけれど」

そして、最後にこういいました。

「難しいですよね、支援って。入り方が……」

相馬市との支援関係の途絶え

仮設住宅での健康問題は様々に取り上げられますが、研究所では口腔ケアからの健康増進について市民教育を実施しています。平成18年（2006年）より東京都豊島区とともに実施していた口腔機能向上プログラムを、相馬市の仮設住宅の高齢者にもち込みました。実施場所は仮設住宅の近隣にあるサポートセンターで、平成24年（2012年）10月に1回、11月に2回の開催で、歯科医でもある平野浩彦専門副部長（当時）が現地に赴きました。

その内容は、まず歯科医と歯科衛生士が歯の健診を行い、口腔体操やお口の元気度を測り、お口の元気を保つための講義があって、全部で1時間半で終了します。サポートセンターに来た人を対象に行ったため、比較的口腔の健康度の高い方が多かったといいます。今回の災害では、口腔ケアと健康状態との関係が指摘されています。地元には口腔機能向上のプログラムを実施できる歯科衛生士さんが不足していたため、助っ人的な支援となりました。

マンパワーの不足は、災害以前から地方の抱える問題の1つでした。しかし、それに拍車をかけたのが震災です。

災害後に最も期待され、そして多くの役割を求められたのは自治体の職員でしょう。自らも被災者であり、震災以前から課題となっていた地域の維持活性化、そして、震災への対応と三重に重なるプレッシャーのなか、それこそ身を粉にして業務を推進しなければなりません。

高橋は被災者支援を考えるときに、研究所が蓄積してきた保健や福祉、医療に関連した健康づくりの知見を被災自治体に提供できないか、とおぼろげに感じ始めていました。震災以前から相馬市内で社会的活動をしている高齢者団体や行政職員と何度か会議を重ねていました。しかし、そこで感じられたのは、研究所とのかかわりが被災地の負担になるのではという懸念です。支援活動をするには、被災自治体との関係が大事です。相馬市長からは震災遺児のメンタルヘルスという重点項目に絞った支援要請がありました。それ以外の支援のあり方を検討するにあたって、市長のトップダウンの指令と現場の自治体職員との感じ方の温度差がなかったとはいえません。また実際のところ、自治体職員には東京の研究所と手を組んで、新しい事業を行う余裕もなかったのでしょう。相馬市との支援関係は途絶えました。

気仙沼市との出会い

平成23年（2011年）の敬老の日（9月19日）、日本老年医学会が被災者支援の活動として、気仙沼市の仮設住宅で健康相談会を開催しました。医師でもある高橋もこの日のイベントに参加しました。ちょうどそのとき、以前当センターの病院でリハビリ科の心理専門職をしていた菅原康宏に出会いました。彼は気仙沼市出身で、震災直後に「地元のために何かをしたい」と東京都の職を辞して畑にテントを張って支援活動をしていたのです。菅原と高橋は旧知の間柄で、気仙沼の事情通である菅原から情報を得ることができました。

気仙沼市は、割とオープンな自治体でした。市の職員が積極的にかかわることはできないけれど、支援する側が管理運営できるなら、様々な企画を拒むことは少なかったのです。話を聞くと、子どもや障がい児関係の団体がすでに支援活動をしていました。ただ、行政に対し、いくつもの団体が別々に交渉することは負担になると思われます。だったら、それらの団体を緩くまとめ上げ、年度ごとの事業計画書を出そう、という話に展開してゆきました。そのとりまとめには、テント生活を苦とも思わないまでの篤い心をもった菅原が適任です。

こうして平成24年（２０１２年）１月、「気仙沼支援　医療・福祉関係5団体」（以下、５団体と呼びます）が発足しました。医療と福祉の外部支援団体と気仙沼の行政や関連団体との連携を担い、より被災地のニーズに合った支援を考えることを主旨とする緩やかなとりまとめ団体です。現在は入れ替わりがあって7団体となっています。平成28年（２０１６年）までの5年間に、一般市民向けの講座が35回、医療や介護職の技術向上研修が35回、講演会が7回、そして平成27年（２０１５年）から始めた健康ミニ講話と健康相談会は８回行っています。

高橋はこの健康相談会への興味を語ります。

「10分から15分の相談では、解決なんかしません。ただゆっくり話を聞く医療者がそこにいる、ということだけです。それでも、話をする機会があると安心するんでしょう。皆さんが語られる内容はちょっとずつ違いますが、核心は、不安の一言に尽きます。健康の不安、経済的不安、そして漠然とした不安。気仙沼でなくとも、高齢者のいちばんの心理的葛藤は、不安との向き合い方じゃないでしょうか。これは、都会だってまったく同じです」

支援のかたちが固まっていった

市民や専門職への研修を活動の主軸とする5団体の結成は、研究所と行政とのかかわり方に落ち着きをもたらしました。一見、支援と研修は無関係です。けれども、現地の行政や専門職を担う人たちの職務遂行のための土台づくりに協力し、彼らの常日頃の活動や復興への見通しが少しでも立てやすくなるための下支えとなります。モノ・カネ・ヒトを外部から与えるだけの支援とは異なり、復興に向けて被災自治体が自力で立ち上がるための基礎力づくりになるのです。このような研究所の支援は、新しい支援のかたちの1つといえるでしょう。

被災地は避難所から仮設住宅に移る時期を迎え、新たな課題は、高齢者の孤立や引きこもり、壮年者の介護予防につながる生活習慣の立て直し、子どもの肥満、地域からの転出者の増加などでした。これらは、高齢化が進み少子化が叫ばれている日本社会のもつ課題そのものです。被災地の課題はすなわち、どの地方都市でも対峙している問題であり、それが災害によって加速されて表に出たと考えられます。

課題の1つとして、認知症の予防と早期発見が挙げられます。

ウォーキングで認知機能低下の抑制を

認知症の発症に多くの要因が関与するということは、例えば体重を減らせば認知症の予防となるというような単純な図式は成立しないことを意味します。しかし、体を定期的に動かすことで、認知機能の低下抑制に役立つ可能性があるという知見を、当研究所が発表しています[8]。

研究所では平成24年（2012年）、東京で65歳から79歳までの136人に、研究所が独自に開発した3か月のウォーキング・プログラムを実施し、認知機能の変化について検証しました。プログラムは、7000歩から8000歩ぐらいを1日の生活のなかで歩き、そのうち30分ほど速歩きをする習慣を身に着けることを最終目標とし、そのために段階的に歩数を伸ばしてゆく12週間のグループ学習です。運動はいいとわかっていても続けることは難しいことです。そのために、このプログラムは認知行動療法の考え方に基づいて開発されています。

認知行動療法とは、人が物事をどのようにとらえるかという認知面に注目して働きかけ、人の行動変容への影響を期待する心理療法で、無意識の部分が人の行動を決めているという精神分析のような考え方ではありません。本人が自覚する認知は、観察できるし数字で計測もできます。そのため、医学の研究になじみやすく、うつ病や不安障害などでの治療効果も明らかにされています。

このウォーキング・プログラムは、まず、参加者がそれぞれの場所で毎日歩いた歩数を歩数計で計測し、グラフに記録すること（セルフ・モニタリング）で「私はこんなに頑張っている」と効果を自分で認識することができます。また、週1回参加者が集まって、5、6人のグループでグラフをみせ合い、お互いにほめたり励まし合うことで自然に歩数が増えて、「自分にもウォーキングが習慣にできそうだ」という気持ち（セルフ・エフィカシー）がもてるようになります。さらに、メンバー同士の信頼関係や支援関係が構築され、「この仲間と一緒なら、ずっと続けられる」とのグループとしての自信（コレクティブ・エフィカシー）も高まります。週に1回90分間ほど話し合うことで、仲間と親しくなってゆきますし（社会的孤立の解消）、さらには3か月のプログラム終了後も自主的にグループ活動を継続してゆく（自助と互助）ことも目標の1つです。社会参加と運動習慣の獲得、そして、認知能力の改善や筋力増強を期待しつつ介護予防にもつながる複合的なプログラムです。

このプログラムは、国の介護予防事業の具体例の1つに位置づけられ、厚生労働省のホームページからダウンロードすることができます〔9〕。ウォーミングアップや靴の選び方、実際に週1回集まったときに報告すべき項目とその時間配分も記載されています。後半は、1日の歩数のグラフやウォーキング日記も記入できるようにつくられています。ご近所の仲間とも利用できるのではないでしょうか。

高橋の狙いは、このウォーキング・プログラムを5団体の枠組みを利用して行政と協働で実施しようというものです。研究所が蓄積してきた介護予防の仕組みを、被災地にもち込む活動です。担当は、宇良千秋研究員でした。宇良は、東京でのプログラム実施の中心となり、開発にも初期から携わってきました。

しかし、単にこんなプログラムがあるとチラシを配っても、人は集まってきません。そこで、5団体の市民講座で、「認知症に強い脳をつくろう」と題した講演会をしました。平成27年（２０１５年）3月14日です。高齢者は誰しもぼけたくないという思いをもっています。１５０人もの聴衆が集まり、市がかかわった市民講座では異例の盛会ぶりに、市の職員も驚きを隠せませんでした。講演のなかで4月からのウォーキング・プログラムの実施を告げ、48人の参加希望者を得ました。その後、開催する公民館の近くに住んでいる22名に絞り込みました。

22名という限られた参加者の数、そして、やる気のある人ばかりが集まりやすいことに違和感を覚える人もおられるでしょう。講演会に行ったり、応募の意思表示をする意欲のある人ばかりが集まってくるといわれれば、たしかにそうです。しかしこのような地域を土台とする健康づくりは、意欲のある人に仕掛け、リーダーを育ててゆくのが基本となります。大地に蒔《ま》いたいくつかの種が根を張ってゆくように、実行した人が誰かを誘い出し、そのうち口コミで広がってゆく、そんな地域づくりの契機になれば、成功だといえます。

行政の人々の変化

「これは、いってみればプログラムの普及活動ですよね。プログラムの効果測定は、東京ですでに研究成果が出ています。被災地とはいっても震災から4年は経っていましたから、私自身は被災者支援、という気構えはありませんでした」と宇良はいいます。

震災直後には多くの支援者が現地入りし、地元の人々は助けられることもあれば傷つくこともありました。元来の用心深い土地柄に加え、震災後の体験は、人々の心のありようにも影響したといえます。だからこそ、気仙沼市の行政とのかかわりがあって初めて研究所が開催できる事業でした。

「ただ」と、ちょっと言葉を言いよどむように宇良は続けます。

「市の職員の方々は主体的に参加したっていうより、どこか受け身的であったと感じました。たぶん、通常業務が大変だったんだと思います。でも、最初の講演会のとき、100人以上の方が集まった、それだけ市民が関心をもっていることに気づいたんでしょうね。行政の方もこのプログラムに興味をもって、それから毎回、多忙な行政の方々が参加してくださいました」

直接、過酷な経験をしていない東京の研究所と、言葉にできないほどの精神的打撃と経済的被害を地域全体で体験している被災地、その両者が協調して、ともに地域の復興に手を携えてゆくにはどうすればよいのか、その兆しがみえたのが、このウォーキング・プログラムといえるのかもしれません。

「場を共有し協働して創生する」支援へ

高橋の支援の基本姿勢は、現地に決して負担をかけないことです。そして、被災していない地域の人に直接何か行動するよりも、地元の力をつけるための下支えに尽力してゆこうと、3年間の活動を通して考えがいたったのです。けれども、行政サイドの反応からは、どこか「余計な仕事も入ってくるな」という雰囲気を感じていました。

市との話し合いのなかでは、研究所が提案をしたから、それに応じている、自分たちに迷惑がかからなければ幸いだ、という気持ちがあったのかもしれません。震災から3年、仮設住宅の問題、復興計画、要介護高齢者の増加と問題は山積し、新規事業は難しいのが正直なところだったでしょう。けれどもそのままでは「与える、そして受け取る」という直線的な支援の図式は変わってゆきません。

それが、発災後4年目ぐらいから、ようやく協働作業として、できることとできないことを互いに考えてゆこうという空気が生まれてきたといいます。与えるだけ、受けとるだけの支援から、「場を共有しお互いが共に考え、創造する復興への道筋」へと昇華するには、時間が必要でした。

被災者の人たちから「忘れてほしくない」という声が聞こえ始めた平成27年（2015年）、気仙沼市民と行政、そして研究所が新しい計画に着手します。

1　朝田隆　都市部における認知症有病率と認知症の生活機能障害への対応　厚生労働科学研究費補助金　認知症対策総合研究 2013; 平成23年度～平成24年度総合研究報告書

2　粟田主一　認知症初期集中支援チーム実践テキストブック―DASCによる認知症アセスメントと初期支援　中央法規出版；2015

3　辻一郎　厚生労働科学研究費補助金　宮城県における東日本大震災被災者の健康状態等に関する調査　平成24年度

4　文部科学省研究振興局ライフサイエンス課厚生労働省大臣官房厚生科学課　被災地で実施される調査・研究について 2011

5　粟田主一　被災地の認知症高齢者の在宅支援体制―宮城県石巻市網地島における実践を通して―　老年医学　2014; 52(2), P131-136

6　児玉寛子、島田千穂、新名正弥、高橋龍太郎　都内大規模避難所における避難者・被災者支援に向けた専門職ボランティア

活動—期間限定的支援のダイナミックスと課題　ソーシャルワーク研究　2014; 39(4), P56- 60
7　塩満芳子　東日本大震災における被災地復興に向けた保健師の取り組み　インターナショナル ナーシング レビュー　2012; 35(3), P173-179
8　Maki Y, Ura C, Yamaguchi T, et al. Effects of intervention using a community-based walking program for prevention of mental decline: a randomized controlled trial. Journal of the American Geriatrics Society. 2012; 60(3), 505- 510
9　厚生労働省　習慣化したい人のためのウォーキングプログラムテキスト改訂版　http://www.mhlw.go.jp/topics/2009/05/dl/tp0501-sankou7-4.pdf　最終閲覧日　平成30年1月29日

第2章　体操づくり

高橋龍太郎は、地域に寄り添った「与えるだけではない、もっと別の支援」を考え続けることは、けっして無駄ではないと思ってきました。その思いがかたちとなった事例を、これからご紹介しましょう。登場するのは当センターの研究所と病院所属の2人の若い女性、そして地元気仙沼の元気な女性たちです。

1　プロジェクトのスタート

新しい体操をつくろう

「あなたが江尻さんですか」優しい声に顔を上げると、笑顔が待っていました。「探したんですよ」

事情がまったく飲み込めない江尻愛美は、「はあ」というしかありません。非常勤職員になって2年、研究所には週4回の出勤です。高橋ともほぼ初対面でした。

そんな江尻に頓着なく、高橋は話し続けます。

「あなたは大学のとき、ボランティアで気仙沼に行っていましたね。とくに大島地区に。先日、大島であなたと一緒に体操を広めた市の保健師の方に教えていただきました」

気仙沼市の対岸にある大島も、今回の震災で、島が二分割されるといわれたほど大きな津波の被害を受けた地区です。江尻に大島に入ったときの記憶がよみがえってきました。当時、早稲田大学大学院スポーツ科学研究科の修士に入ったばかりだった江尻は、震災の映像をみて矢も楯もたまらず、大学のボランティアセンターが行う災害支援ボランティアに参加したのです。

気仙沼をはじめとした被災地で何回か瓦礫の撤去などをし、一段落したあと、継続して気仙沼に支援に入ってほしいとの要望を受け、「みんなで集まって体を動かせる体操を活用した支援がいいと思います」と、江尻は提案しました。そして学生ボランティアチームを組織して大学の研究室でつくった健康体操をもって週末に気仙沼に行き、仮設住宅の方とお茶会（気仙沼の言葉で「お茶っこ」といいます）をし、話をうかがい、最後に体操で体を動かしてもらう活動を、ずっと続けていたのです。

それとは別に、気仙沼市では震災の年、介護予防や生活不活発病予防のため「お茶っこ体操」（176ページ参照）という健康体操を市民に普及させようという動きがありました。研究所の小島基永研究員（当時）たちが、自主的に体操ができるサポーターを養成すれば、地域に介護予防が根付くだろうとの観点から、普及活動の中心となるリーダーづくりのための「サポーター養成講座」を開いたのです。けれども市内だけで終わって、大島ではとうとうやらずじまいだったのです。

大島地区も体操サポーターを養成してほしいとの要望を聞いた早稲田大学の職員が、それなら大学に体操をやっている人間がいるので協力します、ということになり、江尻はその後、大学でつくった健康体操のサポーター養成講座を大島で開いて成功、その名も「いきいき体操」と命名して普及させたのでした。

「そのことを知っている保健師さんから、あなたの名前が出ました。江尻さんとはフェイスブックを通しての交流で、研究所にいるのがわかっていますよといわれて、探していたのです」

「お茶っこ体操」は、避難所で引きこもりがちの高齢者を外に引っ張り出すために、震災後、外部支援団体によって発案された体操です。当時、気仙沼には気仙沼音頭を使う体操、本吉にはマンボウ体操など、地域独自の体操が、各地域にありました。そんな各地域から、被害を受けた人たちが新しい仮設住宅に集まります。そこでは本吉のマンボウ体操はできません。気仙沼音頭も使えません。全地域が共有できる新しい体操が必要でした。それがお茶っこ体操だったのです。

以来、お茶っこ体操は、市内各地の自治会が開く「交流サロン」の定番になるほど、気仙沼市民に広く普及しました。何より誰でもできる体操というのがよかったようです。それはそうでしょう。もともとは80代の方が、椅子に腰かけても運動できるための体操だったのですから。

ただ、もう少し若い方には、ちょっと不満でした。体操として運動強度が弱いのです。体が温まるだけで、準備運動にはいいけれど、運動をしたという実感に乏しい、もう少し本格的に体を動かせる体操が欲しい……そんな声が高橋の耳にも届くようになり、そこでもう1つ新しい体操をつくって、介護予防や転倒防止の大切さをさらに働きかけましょうと気仙沼市に提案したところ、思いがけず江尻の名前が出たというわけです。

さらに、高橋にはお茶っこ体操に気になるところがありました。せっかくできたお茶っこ体操普及のサポーターたちの活動が、いまひとつのように感じられたのです。

「外部の人間が、体操のコンテンツをすべてつくって地元にもっていき、普及させるという、トップダウンのやり方が原因の1つかな。ですから、今回のプロジェクトは、まったく逆の方法を考えています。地元の方たちとよく知り合い話し合うなかで、ボトムアップで1から体操を築き上げていく。そうした過程で、介護予防などへの準備や、やる気を高めていただくことが重要ではないかと思っています。そこでこのプロジェクトをお願いできるのは、あなたしかいないと僕は思うのですが、やってくださいますか」

その熱弁に引き込まれ、思わず江尻は首を縦にふってしまいました。高橋は、すぐ病院のリハビリテーション科にいた同年代の理学療法士、樋口和奏《わかな》に声をかけ、これが、その後、ほぼ1年にわたる2人の「活動」のスタートとなったのです。

お茶っこ体操……「気仙沼・いけいけ！お茶っこ体操」が正式な名前です。東日本大震災リハビリテーション支援関連10団体の戸畑リハビリテーション病院チームが、避難所での生活不活発病の予防のために持ち込んだ健康体操です。その後、仮設住宅などの地域でも続けられ、平成24年（2012年）度には、サポーター養成講座修了者32名、市内で介護予防体操を95回実施し、のべ2700人が参加しています。じっと座り続けている避難者を対象としたこの体操は、とにかく体を動かすことを主旨としているのが特徴です。

大失敗、そして

江尻と樋口の2人が、口をそろえて「大失敗だった」という「説明会」が開かれたのは、平成27年（2015年）7月のことでした。

そもそも江尻の職場は研究所で、樋口は病院、日頃の接点はなく、初対面で、どちらが何をやるという役割分担すらありませんでした。とくに樋口は「とりあえず説明会に行って、何をするのか聞いてきて」といわれただけでしたから、当事者意識の醸成など、できようはずもありません。

そんな状態で、市の職員や、市が呼んだお茶っこ体操のサポーターの人たちの前で、新しい体操をつくる話をしたのです。介護予防の話をしたあと、体操をつくります、皆さん参加してくださいと江尻が呼びかけた途端、

「どんな目的で体操をつくるのですか」

「体操をつくりたいのは、市ですか、それとも東京の研究所なのですか」

などなど、ある意味、当然の質問がサポーターから次々に投げかけられ、江尻たちは立ち往生してしまったのです。

江尻は振り返っていいます。「自分自身よくわかっていないことを、わからないままに説明して、聞いている人たちからやっぱりわからないですといわれて、そうですよねって、自分でも変な話、納得してしまいました」

全員からとったアンケートの答えが、さらに2人を追い詰めます。次回の検討会も参加したいですかという問いの答えが、参加したい11、考えてみる14だったからです。

「ショックでした。『考えてみる』というのは、次は来ないという含みの答えです。この人たちは来ない、15人いた女性サポーターが4人になるって思ったら、こちらの説明の下手さ加減も合わせて、絶望したのです」

反省会でも、2人の落胆ぶりは誰の目にも明らかでした。しかし、不思議なことに、市の職員たちはあまり落胆していないのです。ベテランの保健師は2人にこういいました。

「気仙沼の人間は最初の反応こそ悪いけれど、やる気は心に秘めているんですよ」

そして、

「元気を出しなさい、誰も参加しないとは書いてないでしょう。『考えてみる』と答えた人たちは、次もたぶん参加するから、大丈夫」

と、励ましてくれたのです。地域を知り尽くした方ならではのナイスフォローだったと同時に、2人に本当の意味での当事者意識を根づかせてくれた言葉でした。

2人はいいます。

「このときに、はっきり変わりました」

そして、「第1回の検討会から巻き返そう」が、合い言葉になったのです。

巻き返しスタート

巻き返しの第1歩は、全国各地にある介護予防体操の総ざらいから始まりました。調べたところ、全国に187の体操があり（平成27年現在）、それを体操の内容や目的で、2人は15種類のパターンに分けました。体操を1からつくるといったとき、どうやってつくっていいかわからないとか、自分たちにつくれるのか自信がない、という声がサポーターから上がったからです。

そこで、介護予防体操はこんな動きの体操もあるし、こういう目的のものもあります、気仙沼ではどうしたいですかと尋ねたほうが、意見を出してもらいやすいと考えたのです。そして、この問いかけを全員に投げかけようと決めました。

これまで数多くつくられてきた健康体操は、まず体操をつくり、グループのコアメンバーを集めて、少数精鋭で各運動の意味や注意点など説明していくのが普通です。しかし、それは今回のプロジェクトには向きません。少し時間がかかっても、集まってくれた全員の力で「自分たちの体操」をつくることこそ大事な目的だからです。

方向性は2回目の検討会で決めました。初回の検討会の最後に、参加メンバーを2つのグループにし、15種類に分けた体操から自分たちがやりたいものを選び、どんどん意見をいって書き出していくグループワークを行ったのです。転倒予防と筋トレという案が多かったのですが、その結果を

2回目の冒頭に発表し、転倒予防と口腔機能の体操にするのはどうでしょうと提案したのでした。
口腔機能改善が入っているのは、かなりユニークですが、
「介護予防の話のなかで、口腔の話をしたのと、体操を紹介するときにも、口腔機能をあわせてやる体操を紹介していたからです」（樋口）
「サポーターの人たちの希望は転倒予防も認知症予防もと、多岐にわたっていました。このままでは収拾がつかなくなると思ったので、転倒予防をメインに、体操のときに口も動かせば口腔機能低下予防になる、口腔機能なら組み合わせられると、私たち2人の意見が一致したんです」（江尻）
実際、噛み合わせが運動機能に関係することはよく知られていますし、口腔機能の改善は高齢者の死因に多い誤嚥性肺炎の予防にもなります。また、「あまり噛めない」高齢者は、歯がそろっていて「何でも噛める」高齢者に比べ、認知症の発症リスクが高いこと、「噛む」という行為が脳を活性化させ、認知機能の低下を予防する効果が期待されるなど、口腔機能と認知症の関係について、昨今、注目を集めています。
「転倒予防と口腔機能改善という体操の目的が決まったので、介護予防にはこういう運動がいいですよと紹介して、みんなにやってもらい、反応のよかったものをピックアップすればいいかなと思っていたのです」（江尻）
ただ、現実はそううまい具合には進みません。
「実際に体を動かしてみると、サポーターさんたちにはつまらなかったようで、反応は今ひとつで

した」（江尻）

小さな蹉跌《さてつ》です。

「このとき私たちが紹介したのは、スクワットなど基礎的なものだけでしたから、体操というイメージにつながらなかったんです。私たちとしたら、まず基礎の動きを理解してもらってから、アレンジをうまくやって体操にしていきましょうというつもりでしたが、その意図が伝わらなかったんですね」（樋口）

その夜の反省会でも、同様の指摘がありました。そこで、「次回は基礎の運動だけ決めておいて、これに手の動きなどをアレンジしてくださいという提案の仕方にして、サポーターさんたちに自由にアレンジを考えてもらいましょう」ということになったのでした。

2　同じ輪のなかで

気持ちが通じ合った

とても盛り上がった3回目の検討会は、始まる前から空気がまるで違っていました。開催時間前に次々に集まってきたサポーターさんたちが、それぞれ、私はこんな体操をやってるのと動作つきで語り合っています。それなら私もやってるとか、私はちょっと違う、こんな感じよと、江尻や樋口に披露したりもするのです。

江尻も、多少表現を変えました。

「今回、私たちが提案する運動は重要ですし、前回、皆さんできるとおっしゃったものばかりですから、絶対に入れていただきたいと思っています。ただ、そのままではなくて、手や足の動きを付け加えて、楽しくできるアレンジを、皆さんで考えてください」

そしていつものように2グループに分かれたのですが、これまでと違うのは、その輪のなかに江尻たちも入ったことです。ごく自然にそうなったのですが、それはもはや、自分たちが東京という外部から体操を広めにきた人間ではないこと、みんなと一緒に体操をつくり上げている一員であることの何よりの証《あかし》でした。

サポーターさんたちの感覚の鋭さにも驚かされました。1つ1つの動きを、自分だけでなく、自分が普段接している方を思い浮かべて、どうすればやってもらえるかを考えているのが2人にもわかりました。「椅子に座ってならできるかもしれない」というので「座位バージョン」ができたし、この動作を素早くといったときには、「スロートレーニングのほうが効くのよ」と逆に助言されたり、それぞれの経験を生かして、一体となって、1つの体操をつくり上げようとしていたのです。

「やっと地元の人と気持ちが合ってきました」と、2人はいいます。会の初めのうちに動きすぎて、後半は疲れて動けなくなった人が続出したほど盛り上がった会だったのです。

「音楽もこの日に決めました」

初回、15種類の健康体操を紹介したとき、サポーターの方から、どんな音楽を使っているのですかと聞かれ、クラシックを使っているのもあるし、その土地の民謡などを使っているのもありますが、どちらかというと、その土地なじみの音楽を使っているところが多いんじゃないでしょうかと、江尻は答えていました。幸い、気仙沼には、気仙沼音頭という盆踊りもあれば、気仙沼のソウルダンス「はまらいんや（一緒に仲間に入りましょう）」という夏祭りの踊りで使われるアップテンポのものもあります。ただ、気仙沼音頭はすでに体操があり、「はまらいんや」は、体操にあわせてスローにすると、なんだか間が抜けてぴんと来ません。

「それで選んだのが、みなとまつりで使われる『海潮音《みしおね》』だったんです。これも気仙沼の人なら知らない人はいない音楽で、市内の青龍寺のお坊さんが青年会議所時代に、太鼓学舎『ね』と作曲したものです。サポーターの人からも、障がいのある子どもが太鼓を叩くためにつくった曲で、聞くと涙が出てくるの、と聞かされて、曲はこれだと決まりました」

かけ声をプラス

次の4回目で体操を完成させるはずでした。そのために、江尻たちはそれぞれの運動に、九九《くぐ》鳴《な》き浜《はま》、秀ノ山《ひでのやま》、安波山《あんばさん》（185ページ参照）など、気仙沼ゆかりの「名前」をつけていたのですが、実際にその体操をやってみると、正直、ちょっと物足りないのです。サポーターさんたちからも同様の指摘がありました。みんな、家に帰っても体操の練習をしていたのです。

「強度が足りなかったんです」

そこで考えた案の1つが、口腔機能改善効果のある「かけ声」を入れることです。入れることは決めていましたが、どこにどう入れるかは決まっていませんでした。

海潮音《みしおね》体操は8つのパートに分かれています。そのいちばん最初、江尻が九九鳴き浜と名づけた体操に、こんなふうにかけ声を入れました。
・「ぐー」といいながら、足と手の指をぎゅっと握ります。
・「ぱー」といいながら、腕を前に突き出して、手と足の指を広げます。
・「ぐー」といいながら、手と足の指を握り、次に、「ぱー」といいながら、腕を上に伸ばして、手と足の指を広げます。
「この体操はもともと、後ろに転びにくくするための足の裏の筋肉トレーニングですが、かけ声を入れたことで、足と手と口の3か所を同時に動かすため、認知症の予防にもなる運動に進化しました」(江尻)
もう1つ、かけ声を入れたのが、バランストレーニングの「足文字」篇です。
・「うー」といいながら、右足を上げて、空中で「う」を大きく書きます。
・「みー」といいながら、上げた右足で、空中に「み」と、大きく書きます。

・左足でも同じように。

「どんな文字がいいか、のりとかさんま、かつおとか、いろいろ出たんですが、限られた音楽のカウントのなかで左足と右足のそれぞれで文字を書くには、２文字が限界。そこでぐっとシンプルに気仙沼らしく『うみ』にしました。口腔トレーニングには有効とされているイーウー体操があります。うみなら、そのままイーウー（ウーイー）ですから、これで行こうって」（樋口）

ウーイーをしっかり発音する動きは、唇の周りの筋肉を刺激・強化して、食べこぼしやむせこみの改善が期待されていますし、パーという破裂音も、唇をしっかり閉じる必要があるため唇を閉める筋力を鍛え、食べこぼしを減らすといわれています。かけ声を入れたのは、体操の強度を上げることにもつながって大成功でした。

テンポなどを変えてもう少し強度を上げましょうと約束して、４回目の検討会が終わりました。次はいよいよＤＶＤの撮影の予定でしたが、体操がまだ完成しておらず、撮影に対する不安の声も上がりました。そこで、体操の完成形の確認と撮影前の予行練習として、急きょ検討会を１回増やしました。

＊九九鳴き浜……気仙沼には2か所、踏むときゅきゅと音がする鳴り浜の海岸があります。大島の十八鳴浜《くぐなりはま》と、唐桑半島にある九九《くぐ》鳴き浜です。震災後、瓦礫などの流入で鳴らなくなるかもといわれましたが、震災前と同じように鳴ることがわかり、平成23年（２０１１年）9月、天然記念物に指定されました。

＊秀ノ山…………秀ノ山雷五郎は気仙沼出身の江戸時代の横綱です。岩井浜にある銅像は津波に遭っても何の変化もなく、「津波に残った、残った」といわれました。
＊安波山…………標高239メートルの市内が展望できる気仙沼のシンボルです。航海の安全と、大漁を祈願して命名されたといわれています。

体操の名前を決定

５回目の検討会がやってきました。江尻と樋口の準備も万端です。音楽が単調だという意見もあったので、太鼓バージョンと、バンドバージョンの２つに増やし、テンポもほんの少し上げました。そして、東京からの車中、会をどう進行していこうか、２人は首っ引きで相談していたのですが、いざ検討会が始まってみると、意外なほどすんなり決まったのです。

「１つ１つの動きの細かな資料は、皆さんに渡してありました。それをご覧になりながら、１か月間、ご自分で何度も何度もやってみられたんだと思います。それで、これならできるって、納得されたんでしょう」（江尻）

「体操の順番などは、前回の検討会のあとで、２人で細かく検討しました。この動きの前にこれをもってきたほうが安全じゃないかとか、いきなりスクワットから始まるんじゃなくて、一度足を前に出す、この体操をすれば、ストレッチにもなっていいんじゃないかとか、本当にしつこく手を入れました。それで私たちもけっこう納得できる体操になったと思っていたので、皆さんのオーケー

が出て嬉しかったです」（樋口）

手の位置は必ずこっち側にするとか、体操の細かなチェックが終わったあと、グループに分かれて、今度は新しい体操のネーミングです。各地の健康体操には、地元色を出すために地域の地名や方言の名前がついています。今回の気仙沼の体操は、転倒予防と口腔機能改善を目指すものです。議論の結果決まった「ころぶんすなよ」は、その意味でも、目的を明示した悪くないネーミングです。気仙沼の方言で「ころばないようにね」を意味します。そして、「あんだもはまらいん」という言葉もタイトルに入れました。もちろん、あなたも一緒にやりましょうという意味です。

次の会で、いよいよDVDの撮影を行うことになりました。撮影には皆さん戸惑いがちで、プロを使ったほうがいいのではないかといってきた方もいます。失敗すると恥ずかしいということもありました。でも、江尻の「通しで撮影するわけではありません。1つ1つの運動を撮影して、あとで編集するから、間違っても大丈夫ですよ」という言葉で、サポーターの人たちは納得し、本番までにTシャツもそろえようと意見が一致したのです。

DVDの撮影には、気仙沼のゆるキャラ、ホヤのヘルメットをかぶり、サンマの剣をもった「ホヤぼーや」にも入ってもらいました。黒でキリッとそろえたTシャツを身に着けたあとは、もう皆さん、迷いも逡巡もありません。その動きが正確なこと、キレのあること。本当にたくさん練習してくれたんだと、2人は胸を熱くしてみていました。

たしかに、気仙沼の人間は、やるときにはやるのです。

普及に向けて

6回目の検討会は、平成28年（2016年）1月19日に開かれました。できあがったばかりのDVDとパンフレットを受付でお配りして、まずはDVDの鑑賞会です。盛り上がったのはもちろんです。

そのあとがメインのグループワーク。今後どうやって、できたばかりの「ころぶんすなよ！　海潮音体操　あんだもはまらいん！」を普及させていくか……初回から、全員の共通認識が、体操はつくるだけじゃなくて、広め方が大事、でしたから、掉尾《ちょうび》を飾るうえでも、当然のテーマでした。

地域包括支援センターの職員や理学療法士と、市民のサポーターとは、おのずと視点が違います。地域包括ケアをやっている方からは、

「どんなものでも普及は時間がかかるし、地域によっても差が出ます。そんなとき、サポーターの人たちから、新しい体操があると、お茶っこ体操ももっと広がるよね、という意見が出て、やっと自分なりに目標がみつけられた気がしました。それにこれだけ地域のスタッフと市が同じ土俵で、しかも1からつくり上げる作業を共同でやった経験は、今までありません。その意味でも、このまま
この会が終わるのがもったいない。ですから私に協力できることがあったら、なんでも遠慮なく申し付けてください」

という意見が出たり、ある職員からは、

「地域の人たちの自主的な活動にもっていくのは本当に難しくて、リーダーの方が亡くなったり病気になると、ぱたっと集まりが途切れたりします。私自身、お茶っこ体操はサポーターの人たちが広めてきたけれど、それで満足していいのか、もっと広めたほうがいいのか、その広め方はどうすればいいのかと、すごく悩んでいた時期に、このお話があったのです。つくり上げていく過程で思ったのは、みんなでつくったものを広げるんだから、サポーターさんたちのフォローアップになるし、仲間づくりのきっかけになる。これまで活動しかねていた人たちも、地域で活動してみたいなという気持ちを生み出してゆけるのじゃないかな。これからどんどん普及に力を入れていこうと思います」という意見も出ました。

サポーターの人たちはこんなふうにおっしゃいます。

「こうやって体操って、つくっていくんだ。これはこの筋肉に効くんだよって教えてもらいながら、みんなで話し合ってできたというのが、いちばん面白くて大きいかな。最初、東京都のどこだっけ、あの体操のパンフレットをみたときは、『無理だね』って瞬間に思った。でも今回の体操は、よくみりゃ無理だねって思ったのと似た動きもあるけど、『無理だね』じゃなくて、『参加してよかった』って思っています」

「私、地区の人に『いいから行きましょう』って声をかけて、いろんなところに連れ出しています。体操もそうで、行って帰ると、『よかった、とても疲れたけど、2、3日は体が軽かった』っていってくれます。そんな感じでこの体操も広まっていければ、お茶っこ体操でちょっとノリが悪ければ、すぐ海潮音体操にするとか、できるでしょ。新しいものを覚えるのは大変だけど、覚えるとね、1つステップが上がったような気がする」

そして、「DVDは家宝にします」と答えてくれました。

普及という点で決まっているのは、海潮音体操を使った「体操普及サポーター養成講座」を3回開催することです。むろんそれだけでは足りません。サポーターの人たちからも市政便りに載せるとか、市長に覚えてもらって一緒にやろうとか、地元のテレビやFM、ケーブルテレビなどで流してもらおう、もちろん地区の集まりやみなとまつりのようなイベントでも披露して、高齢者だけでなくあらゆる世代で広めたいなどの意見も出て、今、地域包括支援センターの方が事業計画を練っているところです。

振り返って、2人はこう話します。

「最初は先行き不安でしたが、徐々に私たちがやりたいところと、サポーターさんたちや市の職員の方が求めてくるところが合ってきて、つくりやすくなったのと、これなら広めていけるかなと感じるようになりました。きっと最初から、外部の人につくってもらうのではなくて、一緒につくったうえで、自分たちがどう広めていくかという視野をもってくださっている。第1回から参加されている方が多くて、それが1つ、成功の鍵だったかなと思います」（樋口）

「体操開発が支援というよりは、検討会を行うことが支援なんじゃないか、と思うようになりました。普段ばらばらに活動しているサポーターさんと、市や関係機関で活動している職員さんやリハビリテーションの先生、柔道整復師の先生たちが、検討会という場でつながった、それが大きいんだと思います。違う地区のサポーターの人たちとも知り合えるし、介護予防についても知識と理解が深まるし、病院の先生や理学療法士の方たちとも知り合いになれる。ですから、つくるのは何でもよかったのかな。みんなで1つのものをつくり上げるのが大事で、その意味でも、自分たちが参加した体操づくりが、DVDという目にみえる成果として手許に残ったのは、今後の皆さんの自信にもなるのかなと、そんな支援のあり方だったような気がします」(江尻)

2人と気仙沼の方たちがなしとげた海潮音体操開発プロジェクトは、新たな「支援」のかたちを充分に示唆するものとして、大成功だったといえるでしょう。

今、気仙沼市では、各地で研修会を開いて、この海潮音体操をマスターした人にDVDを配っています。理学療法士の人たちが加わるようになったのもこの海潮音体操以来だし、サポーターでなくても普及できるように心を配っているのです。平成28年(2016年)4月に起きた熊本地震にも、理学療法士を中心にこのDVDを利用してもらいました。新しい支援は、今新しい地平に広がろうとしています。

江尻愛美、大渕修一　運動器機向上、口腔機能向上と健康づくりの広域対策　介護福祉・健康づくり　2016; 3(2), P126-129

第3章　防災へつなげる枠組み――東京都での調査研究

東日本大震災では、岩手、宮城、福島という被災3県で非常に大きな被害がありました。しかし震源地から数百キロ離れた東京でも、7人の方が亡くなり、117人が怪我をされています〔1〕。さらに東京都心から50〜70キロの範囲にある埼玉県、千葉県、神奈川県を含む1都3県の東京都市圏にも、地震の揺れによるものではない二次的被害をもたらしました。

1　東京の被災状況

東京での「その日」

東京都市圏は、ある意味、特殊な条件をもった生活圏です。平成23年（2011年）1月現在の人口は約3400万人と推定されていますが〔2〕、昼と夜の人口の変動が大きいのが特徴です〔3〕。地震による二次的被害で、すぐに思い出すのは帰宅困難者の存在でしょう。昼と夜の人口変動が大きいことは、それだけ多くの人が移動することを意味し、内閣府の推計では515万人の帰宅困難者が発生したといいます〔4〕。

発災直後、東京都市圏の鉄道はほとんどが運転を見合わせました。また午後6時半ごろ、ＪＲ東日本は11日の終日運転休止を決定しました。路線バスは早期に運行を再開しましたが、その輸送力は鉄道に代替できるものではありません。各ターミナル駅周辺には長蛇の列と渋滞が発生しました。午後8時半、東京メトロの銀座線と半蔵門線は一部区間で運転を再開しましたが、利用客が想像を絶するほど押し寄せたため、再度運転を見合わせています。午後9時過ぎ、一部の私鉄と地下鉄が順次運転を再開し、地下鉄は終夜運転をしています〔5〕。なお、東京都は震度6弱を超えた地震発生時に一般道路を交通規制すると条例で定めていましたが、都内の最大震度が5強であったため、首都高速道路を除いて交通規制は実施されませんでした。

そのような状況のなか、震災当日の午後5時半ごろ、当時の官房長官が無理な帰宅は控えるように会見をして、それとともに都内では１０３０施設が帰宅困難者を受け入れる一時滞在施設として開放され、９万人以上の帰宅困難者が夜を明かしました〔6〕。

東京での「その日」以降

震源地から離れた東京でも、震災後、日常の暮らしに影響が及びました。原発事故の影響で3月14日から28日まで計画停電が実施され、灯りを絞った照度の低い日々と、電気による暖房を控えた日々を過ごしました。物資の流通に支障が生じ、スーパーやコンビニの店頭からは商品が消え、ガソリン不足のためにスタンド前には車の長蛇の列ができました。3000万人を超える人々の胃袋と移動を支えていたのは、ものすごい速度で膨大な量の物資を都心へ運ぶ流通であったことに気がつかざるを得ません。砂上の楼閣ならぬ、膨大な物資流通という危うさの上に成り立っていたことを改めて実感しました。このような都市機能の麻痺は数週間にも及び、その停滞は在宅療養生活を送る高齢者に大きな影響を与えたのではないでしょうか。

東京都健康長寿医療センター研究所の「在宅療養支援」研究テーマでは、被災地への支援と並行して、震災によって引き起こされた東京都内の被害状況の把握、とくに在宅で生活していた高齢者への影響を明らかにするための「災害調査」を行う必要があると考えました〔7〕。

在宅の要介護高齢者は身体機能や認知機能も一人ひとり異なり、また家族構成も違います。そのため震災から受けたダメージも多様であったことがわかりました。大きな地震に加えて家族が帰宅しないことで強い不安をもった方もおられます。一人暮らしでも運よく震災当日が通所系介護事業所へ行く日であったため、そのまま介護事業所に残って仲間と過ごした方もおられます。

一人暮らしの要介護高齢者は震災後の日々をどのように過ごしたのでしょうか。例えば、認知症のある方は計画停電が理解できず不穏《ふおん》になり、気づいた娘さんが自分のお宅へ迎え入れました。しかし、いつもとは違う場所での生活は認知症の方にはかえって混乱を呼び、再び自宅へ戻らざるを得ませんでした。その後、デイサービスのスタッフがガス栓の復帰や家の施錠などを手伝って、なんとか日常生活を過ごしたのです。けれども、震災をきっかけに認知症の症状は進行する結果となりました。

在宅医療機器を使用している方も計画停電により困難な状況になりました。老老介護といわれる高齢者だけのお宅で酸素吸入を使っていたのですが、計画停電に関する情報収集や酸素ボンベの切り替えができませんでした。そのため計画停電中に介護サービス事業所が緊急訪問を行い、停電時の対応方法を丁寧に説明しました。その後も計画停電のたびごとに電話をかける丁寧な対応で、このご夫婦は医療機器の操作をなんとか成し遂げることができました。また、握力が弱く携帯式ボンベのノズルが回せない方、娘さんのお宅へ一時避難したのですが、住所変更の手続きがとどこおり、業者が酸素ボンベを迅速に配達できなかったため、症状が悪化した方もおられました。

さらに、災害関連死の疑いのある事例もありました。「いつもの生活」にこだわる高齢者は、「いつもでない生活」に順応できないことがあります。その方は、いつもパンを食べていましたが、物流が途絶えパンを入手できずに衰弱したため、説得して入院してもらいました。しかし、衰弱が激しく入院先で亡くなられました。

次の項から、研究グループが実施した3つの調査研究をお伝えします。

2　都内の地域高齢者の被害と支援に関する研究（災害調査）

震災直後、東京都内の高齢者の被害にはあまり注目が集まりませんでした。しかし、東京在住の地域高齢者が受けた被害の実態を明らかにし、対応策を検討することは、高齢者研究を担う研究所のなすべきことです。

そこで高齢者の被害と、在宅介護関連のサービス提供を行う事業所が行った支援を明らかにするため、平成23年（２０１１年）６月に「災害調査」を実施しました。その結果、東日本大震災は震源地から遠く離れた東京の高齢者にも大きな被害をもたらしたこと、そして事業所にも大きな影響を与えたことが明らかになりました。調査対象は、表１に示した地域高齢者にサービスを提供している地域包括支援センター、介護サービス事業所、在宅療養支援診療所の計１６８１事業所です。

調査対象は、東京にある地域包括支援センター全数と、介護サービス事業所と在宅療養支援診療所の１割を無作為抽出しました（数の少ない事業所の種別は１割より多く抽出）。共通の質問項目を書いた調査票を郵送して、回答をいただきました。分析の対象となったのは６３９か所の事業所でした。なお、調査項目ごとに無回答があるので、分析対象の数はそれぞれ異なっていることがあります。

表１　調査対象

事業所種別	事業所数	調査対象数	回収数	回収率	有効回収数	有効回収率
地域包括支援センター	367	367	159	43.3%	159	43.3%
居宅介護支援事業所	3,002	300	115	38.3%	113	37.7%
訪問介護事業所	2,731	273	82	30.0%	82	30.0%
訪問看護ステーション	567	114	56	49.1%	56	49.1%
訪問リハビリテーション事業所	66	66	25	37.9%	23	34.8%
通所介護事業所	2,125	212	73	34.4%	73	34.4%
通所リハビリテーション事業所	129	129	66	51.2%	64	49.6%
短期入所生活介護・療養介護事業所	448	101	32	31.7%	32	31.7%
在宅療養支援診療所	1,194	119	39	32.8%	37	31.1%
合　計	10,629	1,681	647	38.5%	639	38.0%

都内に住む地域高齢者の被害

被害の実情は、調査票にいくつかの選択肢を示して、該当するものすべてに○をつけてもらいました。回答のあった629か所をみますと、約8割の事業所で利用者になんらかの被害のあったことがわかりました。

最も多かったのは「通常は行っていない安否確認が必要」と「食料・日用品不足」で、約4割の事業所でみられました。そして「震災がきっかけで病状が悪化」が2割弱、「認知症が悪化」、「介護度が悪化」も1割前後ありました。今回の災害により、震源地から遠く離れた東京でも、被害が生じていたことがわかります。

また、自由記述で回答のあった被害の具体例を「建物・室内の被害」「心理的な影響」「生

図1　被害の具体例

建物・室内の被害

・家屋の損壊（取り壊し例あり）
・玄関（ドア）が開かない
・火事
・エレベーター停止（稼働の目途立たず）
・液状化現象
・家具転倒、家財道具散乱（怪我の恐れ、移動困難、余震によるさらなる被害の可能性）
・漏水
・マンション上層階での激しい揺れ
・その他

心理的影響

・地震、家屋損壊、家具転倒などによる不安、パニック
・被災地の悲惨な映像の繰り返しによる不安
・計画停電による不安（在宅医療機器使用を含む）
・原発事故（放射性物質）への不安
・電話がつながらず孤立
・家族が帰宅できず不安
・家族と連絡がつかず不安
・東北の親族が津波で行方不明になり不安
・家族介護者の不安
・不安による自殺企図
・その他

高齢者

生活への影響

・食料品など生活必需品の不足
・アパート損壊により家主より退去を求められる
・通院・通所系サービス利用中の帰宅困難
・家族の帰宅困難／家族との連絡困難
・エレベーター停止による外出・帰宅困難
・停電、ガス停止（復帰操作ができない）、断水
・計画停電の理解が困難
・通所系サービス送迎不能／停電で入浴困難
・計画停電による在宅生活困難／オール電化で停電時の調理困難
・ドアが開かず室内に閉じ込められた（安否確認ができなかった）
・避難所へ避難
・原発事故により東京へ避難
・東京は危ないと地方在住の家族が引き取った
・エレベーターが止まり、高層階（15階）のため誰も来られなくなった（安否確認を含む）
・その他

健康への影響

・転倒による骨折、家具転倒や家財道具散乱による怪我
・認知症の周辺症状の悪化、うつ症状の悪化
・健康状態の悪化、介護度の悪化
・計画停電による在宅医療機器などの支障（人工呼吸器、吸引機、エアマットなど）
・在宅医療機器の操作困難、事故（バルンが抜けた）
・酸素ボンベ、栄養剤の不足
・エアマットのエア漏れによる褥瘡
・不安による目眩、ふらつきで外出困難
・決まったものしか食べられず、それが入手困難で衰弱
・計画停電で透析に支障がでた
・家族介護者の不安による介護の支障
・停電、ガス停止などで暖房が使えない
・情緒不安定によりサービス提供が困難
・災害関連死が疑われる事例
・その他

活への影響」「健康への影響」の4つに分けて図1に示しました。

「建物・室内の被害」では倒壊こそなかったものの、建物の損傷がひどく、あとから取り壊しになった例がありました。また高層マンションでのエレベーターの停止、家具の転倒、食器や家財の散乱で怪我をしそうになったり、移動が困難になることもありました。

「心理的な影響」は、地震、家屋損壊、家具

転倒など直接的な被害による不安やパニックだけではありませんでした。被災3県の悲惨な映像がテレビで長時間放映され続けたことで不安をあおられたことも、今回の震災の特徴です。また被災3県に家族や親族がいて連絡がとれないことも、不安の原因となっていました。その他にも原発事故の放射性物質や、交通機関が止まり家族が家に戻ってこないことへの不安もありました。なかには不安により自殺を図ろうとした人までいました。

「生活への影響」は、流通網が被害を受けたことで、食料品などの生活必需品が極端に不足したことが挙げられます。スーパーやコンビニの空になった棚の映像を覚えている方も多いのではないでしょうか。

もちろん、生活の基盤である住居の被害や電気・水道などライフラインの停止も大きな影響がありました。ライフラインの停止は高齢者だけでなく事業所の活動にも支障を及ぼし、必要なサービスを提供できない事態も生じさせました。

東京には高層マンションが数多くありますが、とくに高層階にお住まいの高齢者の方は、停電でエレベーターが止まった途端に孤立してしまいました。その他に計画停電を理解できない高齢者もみられ、災害時に必要な情報を迅速かつ的確に伝えるにはどうすればいいのかは大きな課題です。

「健康への影響」もありましたが、特筆すべきは、災害関連死が疑われる事例が8例もあったことです。災害関連死は避難所や仮設住宅などで生じると考えられていたので、この結果は私たちに衝撃を与えました。推測の域を出ませんが、今回東京にある事業所数の1割を調査して8名の災害関連死が疑われる事例があったことから、実際にはもっと多くの災害関連死が疑われる事例があった可能性があります。

在宅サービス提供機関（事業所）の支援活動

このような被害を受けた地域高齢者に対して、介護事業所はどのような支援活動を行ったのでしょうか。

支援についていくつかの選択肢を示して、該当するものすべてに○をつけてもらいました。回答のあった630か所の約9割でなんらかの支援を行ったのですが、最も多かったのは「臨時の安否確認を行った」ことで、7割以上ありました。その他に「高齢者の家族と連絡をとった」が5割弱、「関係機関等との連携を図った」も約4割ありました。

自由記述で回答のあった事業所の種別ごとの具体的な支援は図2をご覧ください。これをみると、地域包括支援センターでは安否確認の他、震災をきっかけにした介護保険申請やサービスの紹介などサービスに結びつける支援を行っていたことがわかります。他の事業所でも訪問系、通所系、短期入所系、診療所など、それぞれ特徴を生かしたサービスを提供していたことがわかります。

図２　事業所が行った支援

地域包括支援センター

■安否確認など直接的支援
・訪問、電話での安否確認（安否確認依頼、安否確認の連絡受理を含む）
・家族への安否確認の連絡（家族からの安否確認依頼への対応を含む）
・エレベーター停止のため車いすごと高齢者を担いで上の階の自宅まで運ぶ
・不安軽減のための訴えの傾聴、頻回な訪問や電話
・屋内の整理、片づけ手伝い
・計画停電時刻を訪問や電話で知らせた
■関連機関などとの連携
・居宅介護支援事業所、介護サービス事業所、自治会、民生委員などとの連携
・計画停電に対応するため在宅医療機器の業者に連絡し対応
・行政ケースワーカーに相談
■サービスなどの利用支援・紹介
・介護保険申請・区分変更申請の支援
・病院受診・入院支援
・通所介護、グループホームなど施設利用支援
・特別養護老人ホームなどでの一時保護（緊急保護）支援
・転居（アパート損壊のため／家族と同居するため／バリアフリー住居などに入るため）のための支援
・医療機関紹介／入所施設紹介／避難所紹介
■その他
・救急車が来るまでの付き添い（４時間）
・家主との交渉（退去を延期してもらう）

居宅介護支援事業所

■安否確認など直接的支援
・安否確認のための訪問、電話（安否確認依頼、安否確認の連絡受理を含む）
・家族との連絡（安否確認の連絡など）
・高齢者が落ち着くまでの付き添い
・室内の安全確保のための片づけ
・単独で階段昇降できず、自室に戻るために階段上り介助
・懐中電灯、食料品などを届ける
・緊急対応としてレトルトパックご飯の購入
■関係機関などとの連携
・地域包括支援センター、介護サービス事業者、民生委員、医療機関などとの連携
・計画停電対応のため在宅医療機器の業者と連携
・ケアプラン変更（訪問介護、通所介護、短期入所の利用など）
・通所介護への一時保護依頼
・主治医への連絡
・緊急入所調整
・高齢者緊急通報システム導入
■サービスなどの利用支援・紹介
・新規の担当依頼への対応
・大工との交渉
・近隣住民への支援の要請（家族が帰宅するまでの付き添い）
・訪問診療利用支援
■その他
・介護方法などの指導
・生活物資の不足による生活困難のため入院を説得

訪問系事業所（訪問介護・訪問看護・訪問リハビリテーション）

■安否確認など直接的支援
・安否確認のための訪問、電話
・家族との連絡（安否確認の連絡など）
・ガス、電気の復帰作業
・地震の揺れが収まるまで傍で安全確認／避難経路の確保／屋外への誘導（訪問時に地震）
・火の始末とドア開放（訪問時に地震）
・居室の片づけ、掃除など
・階段を車いすごと上げた／階段を上がるのを介助
・食料品の提供（どこにも売ってなくて手持ち分を分けた）
・救急車の依頼
・傷の処置（訪問看護）
・褥瘡処置のため毎日訪問
・臨時の訪問でインスリン注射
・注射器、吸引チューブを届ける
・機器の貸し出し
・行方不明になった高齢者の捜索（警察に捜索願提出）
・在宅医療機器への対応のため計画停電実施時に訪問
・病院への移送（救急車を呼んだが来なかったため）
■関係機関などとの連携
・病院など、地域包括支援センター、居宅介護支援事業所、介護サービス事業所などとの連携
・在宅医療機器の業者との連絡
■その他
・事業所で意志統一して支援（高齢者の精神的安定のため）
・食品など生活必需品確保の取り組み（緊急性のある買い物を事業所で把握し、訪問介護員にお店でみつけたら連絡するよう周知）

通所系事業所（通所介護・通所リハビリテーション）

■施設内での対応
・家族との連絡（安否の連絡／帰宅の可否の確認）
・机の下に隠れるなどの安全確保／入浴中の避難誘導（地震発生時）
・不安軽減のための付き添い
・帰宅困難による臨時の宿泊対応／深夜までの滞在（夕食の確保＝コンビニで確保・キザミや粥に対応してくれる弁当屋を探した）
・在宅高齢者の緊急受け入れ
・臨時の入浴サービス実施
■送迎時の対応
・高齢者宅で片づけなどの手伝い／自宅内外の安全確認
・隣家への支援要請
・背負って自宅まで運ぶ／車いすを担いで階段を上がる
・送迎職員の増員
■関係機関などとの連携
・病院、地域包括支援センター、居宅介護支援事業所、介護サービス事業所などとの連携
■その他
・訪問による安否確認
・徘徊で行方不明になり警察に通報

在宅療養支援診療所

■緊急対応
・臨時の入院
・臨時の往診
・機器の貸し出し
■関係機関などとの連携
・居宅介護支援事業所との連携
■その他
・電話による心のケア
・代替品（食品）などの紹介

短期入所生活介護・療養介護事業所

■施設内での対応
・緊急の受け入れ
■関係機関などとの連携
・居宅介護支援事業所との連携

在宅サービス提供機関（事業所）の被害

地域高齢者が被害を受けたということは、地域の事業所やサービス担当者も被害を受けたことに他なりません。事業所の被害について、いくつかの選択肢を示して該当するものすべてに○をつけてもらいました。回答のあった628か所をみますと、「電話の障害で業務に支障が出た」と「職員が遅刻した」が約4割、「職員が出勤できなかった」が3割以上、「物品が不足して業務に支障が出た」と「提供に支障があったサービスがあった」が2割弱、「提供できないサービスがあった」が1割以上ありました。

このような事態を踏まえ、事業所が区市町村や東京都に求める支援として「ガソリンの優先的な供給（高齢者宅訪問・送迎などに必要）」、「電話など通信手段の確保」、「電車やバスなど、職員の通勤手段の確保」、そして「正確な情報の提供（計画停電、交通、放射線量など）」の4項目が共通して挙げられました。

以上のように、東日本大震災は東京にも大きな爪痕を残しました。病状や要介護度の悪化だけでなく、震災をきっかけに新たに支援が必要となった高齢者もいました。そして高齢者を支援する事業所やサービス担当者にも被害を与えていました。

しかし今回の災害調査は、多くの困難を克服して関係機関などと連携しながら、必死に高齢者への支援を続け生活を支えた事業所の人たちの姿も明らかにしました。このことは、大規模災害が発生したとき、事業所が高齢者支援の役割を十分に担えることを実証したといってもよいでしょう。

3　都内の災害時における地域高齢者への支援に関する研究（支援調査）

災害調査で大都市特有の課題が明らかになりました。ライフラインの停止、物流網の寸断による生活必需品やガソリンの不足、エレベーターの稼働に頼る高層マンションへの対応などです。また、交通機関の停止とそれに伴う大量の帰宅困難者の発生は、家族介護者がその日のうちに帰れないことを意味します。しかも東京は高齢者人口そのものが多く、独居や高齢夫婦世帯が多いことも支援を考えるうえで重要です。

災害対策として、自宅の焼失や倒壊、損壊がひどくて住めなくなったときは避難所や福祉避難所（二次避難所ともいいます）の利用が考えられます。今回の震災で明らかなように、介護を要する高齢者が避難所で生活することはきわめて困難であり、本来なら特別養護老人ホームなどを利用した福祉避難所に入ることが望ましいはずです。しかし福祉避難所の数は十分ではありませんし、自宅で暮らすことができたとしても、支援が必要となる高齢者は数多くいらっしゃるでしょう。

このように考えると、東京で大規模災害が起こったときの支援には、次の３つの課題が浮かび上がってきます。

1つ目は、自宅にとどまって生活する高齢者への支援、2つ目は自宅にとどまることができない高齢者への支援、そして3つ目が事業所とその職員への支援です。これらの課題を解決するために、私たちは自宅にとどまって暮らす高齢者への支援として通所系事業所を、自宅では暮らせない高齢者への支援として有料老人ホームを、そして事業所やその職員への支援として区市町村を対象とした3つの「支援調査」を平成24年（2012年）10月に行いました〔8〕。

通所系事業所調査

災害調査では通所系事業所の他、地域包括支援センターや訪問系事業所、診療所などを対象に調査を行いました。そのなかで今回、自宅で暮らす高齢者を支援するための拠点として通所系事業所に注目したのは、施設内に高齢者がとどまることができるスペースがあること、送迎用の車があること、さらに調査実施時点で都内に約2700か所あり、その数だけをみても大きな社会資源として期待できると考えたからです。なお、通所系事業所とは通所介護（デイサービス）事業所と通所リハビリテーション（デイケア）事業所を意味します。

ただ、通所系事業所には小規模な施設も多く、すべての事業所が災害時に支援拠点になるのは難しいでしょう。そこで調査票を都内の全通所系事業所に配って、どのようなかたちなら支援拠点になり得るかを調べました。2672か所の通所系事業所に調査票を郵送し、923事業所から回答をいただきました。分析対象は無回答を除いた８９６か所の事業所となりました。

この支援調査に際して、先の調査から通所系事業所で行える支援の種類は

①物資の備蓄

②宿泊を伴わない受け入れ

③宿泊を伴う受け入れ

④他地域や他施設への支援

になるだろうと想定し、実際にそれぞれの支援を行えるのかを聞きました。

当然、これらの支援は事業所や職員の安全が確保され、事業所が機能していることが前提です。調査では普段その事業所を利用していない地域の高齢者を支援できるかどうかを聞いていますが、小規模な事業所によっては、事業所利用者しか支援できないという場合もあるでしょう。その調査結果は、図3のように、興味深いものでした。

利用者のみならず地域の高齢者にもなんらかの支援ができると回答があったのは全体の約6割で、約4割は利用者への支援しかできないという回答でした。そして調査前の私たちの想定では、支援ができる場合、まず物資の備蓄があり、それに加えて宿泊を伴わない受け入れ、次に宿泊を伴う受け入れ、そして他地域や他施設への支援というように、支援範囲が拡大していくものと考えていました。しかし今回の調査から、支援の範囲が拡大していくのではなく、支援内容は組み合わせで示せることが明らかになったのです。つまり、物資の備蓄はできないが宿泊を伴う受け入れはできる

図３　通所系事業所ができる支援

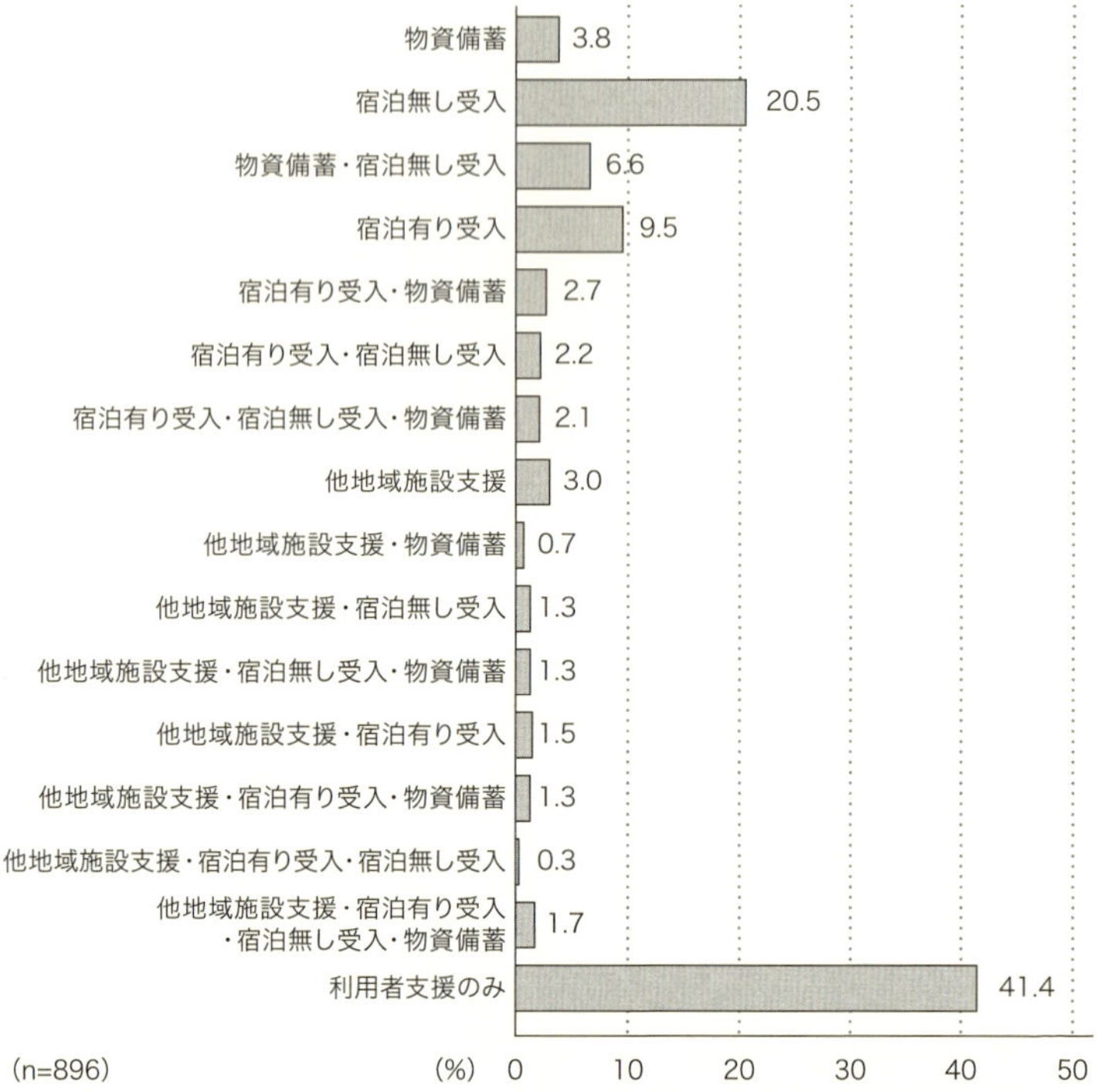

四捨五入した数値のため、合計は100%にはなりません。

事業所、物資の備蓄と宿泊を伴わない受け入れができる事業所など図３に示したようなパターンがみられたのです。

　これを整理すると、支援パターンは６種類に広域支援（他の地域や他施設への支援）を加えるかたちになりました。それぞれに名称をつけ、「災害時支援類型」と呼ぶことにしました。なお、それぞれの割合も示します（合計１００％）。

■災害時支援類型

1. 基本型：事業所の利用高齢者への支援のみ（地域の高齢者への支援は困難）：41・4％
2. 基本型（備蓄）：事業所の利用高齢者への支援の他、地域高齢者への物資備蓄：4.5％
3. 地域支援滞在型：地域の高齢者を宿泊なしの滞在で受け入れる：21・9％
4. 地域支援滞在型（備蓄）：地域支援滞在型で物資備蓄なども行える：7.9％
5. 地域支援宿泊型：地域の高齢者を短期間の宿泊なら受け入れる。昼間だけの滞在も含む：13・5％
6. 地域支援宿泊型（備蓄）：地域支援宿泊型で物資備蓄なども行える：7.8％
7. ＋広域支援　他地域での大規模災害発生時に、職員の派遣や物資の提供などができる：3.0％
（広域支援のみできる事業所の割合）

7を「＋広域支援」としたのは、1〜6は東京で災害が発生したときの支援であるのに対して、7は他の地域で災害が生じたときの他施設への支援だからです。そのため他地域・他施設への支援が可能な場合は「地域支援宿泊型＋広域支援」と表記することにしました。この場合、地域の高齢者を短期間の宿泊や昼間だけの滞在を受け入れ、かつ、他地域・他施設への支援も可能ということです。

この支援類型は調査結果から導き出したものですが、東京都市圏で発生が危ぶまれている大規模地震に際して生じる問題に現実的な回答を示していると考えます。

冒頭でも触れましたが、東京では大勢の帰宅困難者が出るでしょう。その対策として、国は平成27年（2015年）3月に「大規模地震の発生に伴う帰宅困難者対策のガイドライン」を発表しました〔9〕。その基本方針は「むやみに移動を開始しない」ということです。それが混乱を避け、我が身の安全につながると考えられるからです。しかし、「むやみに移動を開始しない」ことは、家族介護者が仕事などで外出している場合に帰宅できないことを意味します。そのため家族介護者が帰宅できるまでの間、支援を要する高齢者が短時間でも滞在し安全を確保する方策が必要となります。この問題に対応できるのが通所系事業所です。

通所系事業所が平時からこれらの支援類型を施設に掲示し、災害時の役割を地域住民や区市町村などに周知することができれば、地域に役立つはずです。地域の関係機関や地域住民との共通認識につながり、大地震のときにはあそこに行こうなど、災害への対応準備と災害発生時の対応が円滑に進むのではないでしょうか。

有料老人ホーム調査

自宅にとどまることができない高齢者への支援拠点として着目したのが、特別養護老人ホーム（自宅での生活が難しい高齢者のための施設）よりも数が多く、都内に500か所以上ある有料老人ホーム（民間の会社が運営する高齢者住宅）でした。

特別養護老人ホームの多くが福祉避難所の指定を受けている一方、有料老人ホームで福祉避難所として指定されているところは非常に少ないのではないでしょうか。しかし、東京都世田谷区では特別養護老人ホームなどの施設だけでは災害時に区民を支援するのは不十分だとして、有料老人ホームと協定を結んで災害時の協力を求めるという先進的な取り組みもなされています。

そこで私たちは、通所系事業所と同様に、①物資の備蓄、②宿泊を伴わない受け入れ、③宿泊を伴う受け入れ、④他地域・他施設への支援という4項目について、ホーム入居者ではない地域の高齢者にどのような支援ができるのかを聞きました。建物や職員の安全が確保され、ホームを使用できるという前提は同じです。557か所の有料老人ホームに調査票を郵送し、176施設から回答をいただきました。分析対象は無回答を除いた168か所となりました。

図4がその結果ですが、入居者でない地域の高齢者になんらかの支援ができる施設は6割以上あり、その支援の内容は、通所系事業所と同様の組み合わせで示せるものでした。そのため有料老人ホームについても、6種類の支援と広域支援という「災害時支援類型」をつくることができました。大規模な災害に備えて、これを活用し、地域と連携して災害対応の準備を進めることが期待されます。

区市町村調査

東京で大規模な災害が起こった場合、消防や警察などの公的機関、電力、ガス、水道などライフ

図４　有料老人ホームができる支援

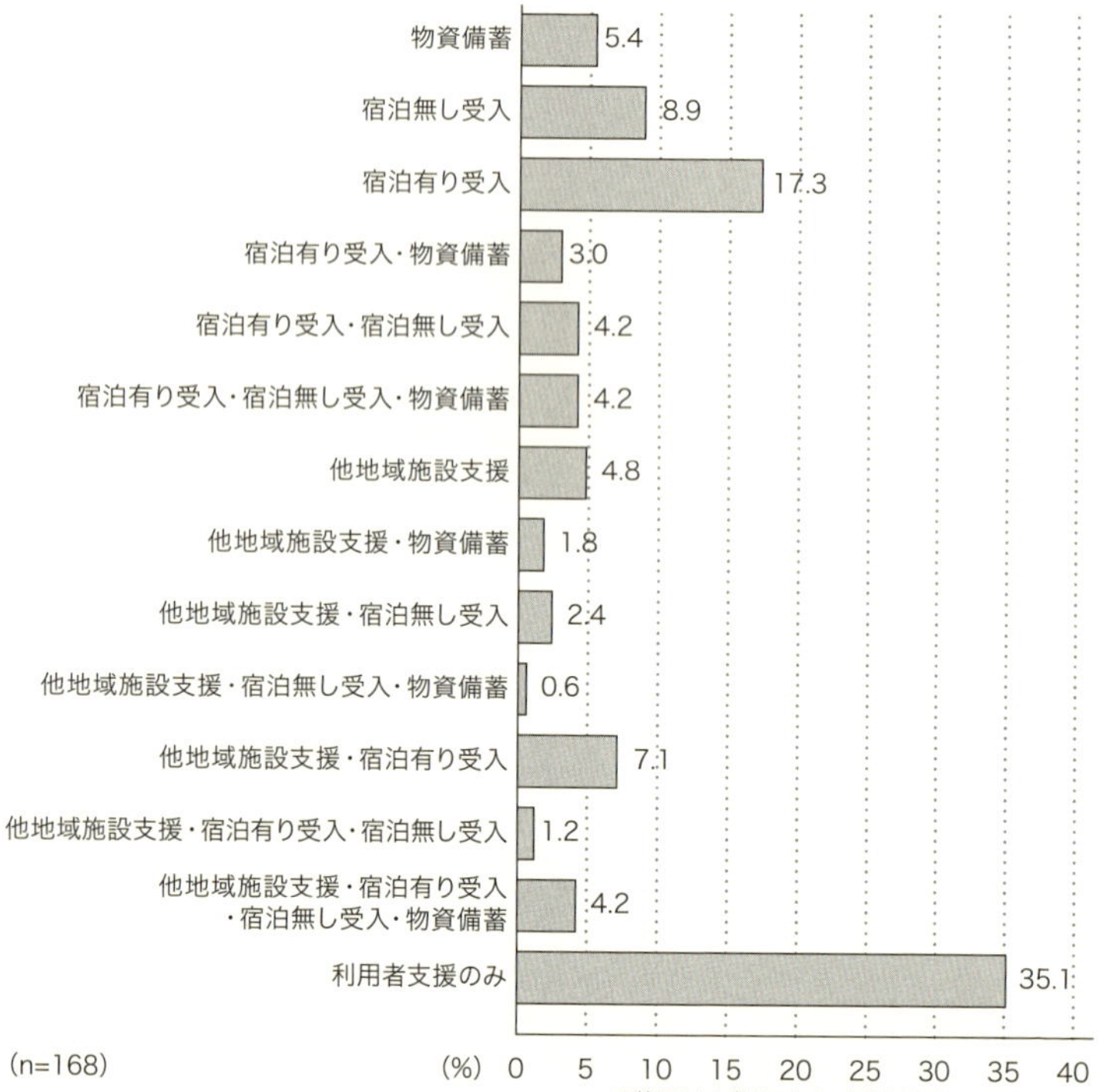

四捨五入した数値のため、合計は100%にはなりません。

ライン関連機関の担う役割は大きなものがあります。しかし一人ひとりの高齢者の在宅生活を支えるのは、高齢者にサービスを提供し高齢者をよく知る事業所の役割になります。事実、今回の震災では、事業所は困難な状況のなかで高齢者の生活を支えていたことが災害調査から明らかになっています。

しかし、事業所だけで高齢者を支えるのは困難であり、自治体からの支援が必要になります。そこで区市町村の事業所への支援の実態を明らかにするため、都内62区市町村に調査票を郵送して調査を行い、40自治体から回答をいただきました。そのなかから、通所系事業所と有料老人ホームに関する結果を紹介したいと思います。

まず通所系事業所についてです。通所系事業所は今回の震災のときに、地域の高齢者への支援を行うという貴重な経験を得ました。しかし区市町村で防災対策を検討する場に事業所が参加している例はごく少なく、多くの区市町村はせっかくの貴重な経験を生かすことができていません。

また事業所を支援するのは自治体の役割ですが、都内の区市町村で通所系事業所に災害対応のための支援を「している」と回答したのは、2割しかありませんでした。その一方で、区市町村が通所系事業所に期待しているのは「帰宅困難の高齢者の滞在」が8割近く、「サービス利用中でない高齢者の安否確認」が6割以上、「地域の要介護高齢者などの宿泊や一時避難」が半数以上もありました。つまり、期待はしているが支援はしていないという実態が明らかになりました。

次に有料老人ホームについては、現状でかかわりがあるかと聞いたところ、7割以上から「とくにない」という回答がありました。これは自治体と有料老人ホームは普段から接点がないと指摘されていたため調べたのですが、予想を上回る結果でした。災害対応のための支援をしているのはさらに少なく、1割未満でした。多くの区市町村では地域内の有料老人ホームとのかかわりそのものがなく、支援も行っていませんでした。

一方、区市町村からの期待として「地域の要介護高齢者への宿泊ありの一時避難」は6割以上、「宿泊なしの一時避難」は5割以上ありました。通所系事業所と同じく、期待はしているが支援はしていないというのが実態でした。

災害時支援類型判定シート

これらの研究から災害時支援類型の作成をしましたが、同時に、事業所やホームが自らの施設がどの支援類型に該当するのかを簡便に判断するための「災害時支援類型判定シート」を、通所系事業所と有料老人ホームとに分けて作成しました（図5・図6に示しています）。

調査を踏まえての提言

これまでの防災対策は、避難所での生活を想定したものが多かったのではないでしょうか。しかし、東京のような都市部では、想定される避難者数に対して避難所数が十分ではなく、また避難所での物資の円滑な供給に支障が生じることも懸念されます〔10〕。もし避難所に入れても生活環境が整っていないなら、高齢者は心身の健康を損なってしまう可能性があります。同様に福祉避難所も数が足りなかったり、生活物資が十分に確保されなかったりすることもあるでしょう。

その一方、自宅で生活できる高齢者も多くいると考えられます。しかし大都市東京には独居や夫婦だけの高齢者世帯がたくさんあり、停電や断水、生活必需品の不足など過酷な生活を強いられる高齢者が大量に出ると想定されます。

困難な状況での生活は、高齢者の心身の健康に大きな影響を与えます。要介護高齢者であればさらなる心身状態の悪化が懸念されますし、健康な高齢者であっても、災害をきっかけとして支援が必要になることもあるでしょう。さらに家屋の被害が小さくても自宅にとどまることへの不安や、ライフラインの停止、生活必需品の不足などで自宅での生活が困難となり、避難所への移動を希望する高齢者も出てくるかもしれません〔11〕。

このような状況を勘案し、通所系事業所、有料老人ホーム、そして区市町村への調査を踏まえて、8つの提言をしました。その内容は研究所が発刊した報告書には詳細に記載しましたが、なかでも重要と思われる4つの提言を示します。

- 東京都・区市町村は、通所系事業所を災害時の高齢者支援の拠点として位置づけ、事業所の防災対策準備の支援を検討すること。
- 東京都・区市町村は、有料老人ホームを認知症高齢者など、避難所での集団生活が困難な高齢者の受け入れ拠点として位置づけ、ホームの防災対策準備などの支援を検討すること。
- 通所系事業所は、区市町村、医療・介護関連施設、利用者でない地域住民との連携を促進すること。
- 区市町村は、高齢者の防災対策を進めるために、在宅サービス提供機関（事業所）が参加する検討の場を設けること。

図５　災害時支援類型判定シート（通所系事業所）

通所系事業所災害時支援類型判定シート（案）

地域高齢者への支援

地域高齢者への支援の判定

事業所が営業できる状況で平日昼間の営業時間中を想定してご回答下さい。
①～③に該当するかどうか、□をチェックして下さい。①は 1) ～ 4) の内の一つでも当てはまれば該当します。④で①～③の結果の組合せに該当するものを選んで下さい。

	災害対応項目	チェック欄
①	1) 事業所に地域の高齢者向けの物資を 10 箱以上備蓄ができる（※箱とは、 2リットルのペットボトルが6本入る大きさを想定しています）	□
	2) 災害時にスーパー、コンビニ等から地域の高齢者向けの物資の提供を受けられる	□
	3) 災害時に区市町村から地域の高齢者向けの物資の提供を受けられる	□
	4) 災害時に上記以外から地域の高齢者向けの物資の提供を受けられる	□
②	災害時に地域の高齢者を、宿泊無しの一時的滞在で受け入れられる	□
③	災害時に地域の高齢者を、宿泊有りで受け入れられる	□

④	①		②		③		
	×	＋	×	＋	×	⇒	基本型
	○	＋	×	＋	×	⇒	基本型（備蓄）
	×	＋	○	＋	×	⇒	地域支援滞在型
	○	＋	○	＋	×	⇒	地域支援滞在型（備蓄）
	×	＋	×	＋	○	⇒	地域支援宿泊型
	×	＋	○	＋	○	⇒	地域支援宿泊型
	○	＋	×	＋	○	⇒	地域支援宿泊型（備蓄）
	○	＋	○	＋	○	⇒	地域支援宿泊型（備蓄）

1. 基本型	事業所を利用している高齢者への支援を行う
2. 基本型（備蓄）	基本型に加えて、地域の高齢者のための物資備蓄等（①のいずれか）を行う
3. 地域支援滞在型	基本型に加えて、地域の高齢者の宿泊無しの一時的滞在を行う
4. 地域支援滞在型(備蓄)	基本型（備蓄）に加えて、地域の高齢者の宿泊無しの一時的滞在を行う
5. 地域支援宿泊型	基本型に加えて、地域の高齢者の宿泊を伴う受入（含む一時的滞在）を行う
6. 地域支援宿泊型(備蓄)	基本型（備蓄）に加えて、地域の高齢者の宿泊を伴う受入（含む一時的滞在）を行う

＋

他地域・他施設への支援

他地域・他施設への支援の判定

①に該当するかどうか、□をチェックして下さい。1) ～ 4) の内の一つでも当てはまれば該当します。
ただし、他地域にある同一・関連法人の施設のみを対象としている場合は除きます。

	災害対応項目		チェック欄
①	1) 被災した他地域・他施設を支援するために職員を派遣できる		□
	2) 被災した他地域・他施設を支援するために物資を送れる		□
	3) 被災した他地域・他施設のために上記以外の支援ができる （　　　　　　　　　　　）		□
②	①に該当する場合	⇒	地域高齢者への支援類型に「＋広域支援」を付ける

▼

事業所の災害時支援類型は	

図６　災害時支援類型判定シート（有料老人ホーム）

有料老人ホーム（特定施設）災害時支援類型判定シート（案）

地域高齢者への支援

地域高齢者への支援類型の判定

ホームが営業できる状況を想定してご回答下さい。
①～③に該当するかどうか、□をチェックして下さい。①は1)～4)の内の一つでも当てはまれば該当します。
④で①～③の結果の組合せに該当するものを選んで下さい。

	災害対応項目	チェック欄
①	1) ホームに地域の高齢者向けの物資を10箱以上備蓄ができる（※箱とは、2リットルのペットボトルが6本入る大きさを想定しています）	□
	2) 災害時にスーパー、コンビニ等から地域の高齢者向けの物資の提供を受けられる	□
	3) 災害時に区市町村から地域の高齢者向けの物資の提供を受けられる	□
	4) 災害時に上記以外から地域の高齢者向けの物資の提供を受けられる	□
②	災害時に地域の高齢者を、宿泊無しの一時的滞在で受け入れられる	□
③	災害時に地域の高齢者を、宿泊有りで受け入れられる	□

④	①	+	②	+	③		
	×		×		×	⇒	基本型
	○		×		×	⇒	基本型（備蓄）
	×		○		×	⇒	地域支援滞在型
	○		○		×	⇒	地域支援滞在型（備蓄）
	×		×		○	⇒	地域支援宿泊型
	×		○		○	⇒	地域支援宿泊型
	○		×		○	⇒	地域支援宿泊型（備蓄）
	○		○		○	⇒	地域支援宿泊型（備蓄）

1．基本型	ホームを利用している高齢者への支援を行う
2．基本型（備蓄）	基本型に加えて、地域の高齢者のための物資備蓄等（①のいずれか）を行う
3．地域支援滞在型	基本型に加えて、地域の高齢者の宿泊無しの一時的滞在を行う
4. 地域支援滞在型(備蓄)	基本型（備蓄）に加えて、地域の高齢者の宿泊無しの一時的滞在を行う
5．地域支援宿泊型	基本型に加えて、地域の高齢者の宿泊を伴う受入（含む一時的滞在）を行う
6. 地域支援宿泊型(備蓄)	基本型（備蓄）に加えて、地域の高齢者の宿泊を伴う受入（含む一時的滞在）を行う

＋

他地域・他施設への支援

他地域・他施設への支援の判定

①に該当するかどうか、□をチェックして下さい。1)～4)の内の一つでも当てはまれば該当します。
ただし、他地域にある同一・関連法人の施設のみを対象としている場合は除きます。

	災害対応項目	チェック欄
①	1) 被災した他地域・他施設を支援するために職員を派遣できる	□
	2) 被災した他地域・他施設を支援するために物資を送れる	□
	3) 被災地の高齢者を受け入れられる	□
	4) 被災した他地域・他施設のために上記以外の支援ができる（　　　　　　）	□
②	①に該当する場合 ⇒	地域高齢者への支援類型に「＋広域支援」を付ける

▼

ホームの災害時支援類型は	

通所系事業所や有料老人ホームの災害時の役割は、区市町村の防災対策のなかで位置づけられるべきもので、事業所やホームが単独で機能するわけではありません。そのため、区市町村が主導して、総合的な防災対策を進める必要があります。

震災後、国から「首都直下地震の被害想定と対策について（最終報告）」や「大規模地震の発生に伴う帰宅困難者対策のガイドライン」、東京都からは「首都直下地震等による東京の被害想定」や「地域防災計画」なども出されており、区市町村の防災対策はほぼ策定されていることでしょう。しかし調査結果をみる限り、残念ながら東日本大震災で高齢者を支援した事業所の貴重な経験は十分に生かされていないかもしれません。

4　東京における大規模災害発生時の地域高齢者支援（インタビュー調査）

ここまで調査票を用いた研究の結果をお伝えしてきました。しかし、調査票で問われた内容に関する回答は得られるのですが、調査票に書かれなかった問い、つまり、現場の人が体験から得られた学びがあっても、調査票で問われなければその学びは埋もれたままで次世代に生かすことはできません。そのため、現場の実態をより具体的に示すような調査が必要と考えました。そこで通所系事業所職員にご協力をいただき、フォーカス・グループ・インタビューという手法で通所系事業所の防災対策を検討する話し合いをしていただきました。

フォーカス・グループ・インタビューは、同じような立場の方が一堂に会して、1つのテーマについて活発な意見交換をしていきます。ご本人たちも気がつかなかったような価値観や考え方が、みんなで話すことで表出されるというマーケティングから発展してきた調査方法です。

平成27年（2015年）2月、通所系事業所を経営している4社から5人の方が集まってくださいました。この4社は、複数の事業所を展開しています。そのため会社で一律にできることと、事業所ごとにできることを分けて考える必要がありました。なぜなら、地域や区市町村との関係は、事業所ごとに大きく違っているからです。そのため以下の検討結果は、すべての通所系事業所に当てはまるわけではないことをご理解ください。

事業所の取り組みと地域・区市町村との連携

事業所の防災の取り組みとして挙げられたのが、食料の備蓄です。しかし事業所ごとに備蓄できる量は違っていて、1食分から1〜2日分と差がありました。

地域や区市町村との連携では、施設の1階を地域交流のスペースとして貸し出している他に、デイサービスを行わない日曜日に、地域ケア会議のためにスペースを提供している例、地域で在宅医療を行っている医師と連携している例もありました。

個々の会社や事業所で取り組む防災対策には限界があります。区市町村が主導して、通所系事業所を地域の防災対策という大きな枠組みのなかで位置づけ、地域高齢者のための防災拠点として貢献できるように支援していく必要があるのではないでしょうか。

災害時の通所系事業所の役割と拠点化の可能性

通所系事業所には通所介護と通所リハビリテーションの2つがあり、提供するサービスの内容は異なります。後者では高齢者がとどまる場所の提供は可能でも、食事については提供機能がないため用意できないという意見がありました。一方、提供するサービスが介護かリハビリかという違いではなく、施設の広さによっては宿泊や食事も可能だという意見もありました。

その他、日中なら地域高齢者のケア、看護師による救急措置、行政に対する施設滞在者の安否の情報提供が可能で、さらに短期の宿泊が可能だという事業所もありました。東日本大震災では翌日から開所していた事業所が多数あり、今後も災害時に開所するという共通認識をもっていきたいとの意見もありました。

これらを踏まえ、通所系事業所は災害時の支援拠点になり得ること、事業所によって提供できるサービスが異なることへの理解を得る必要がある、とまとめられました。なお、ソフト面として人員配置の問題や、食事提供の際にコンビニなどの流通や区市町村の備蓄の優先的な供給が得られないと対応が困難になることが挙げられました。

さらに停電に伴う照明の確保、冬場であれば寒さへの対策や温かい食事を提供するための燃料の確保、通信手段の確保などが問題となります。そして高齢者が望むものと事業所側で供給できるものが異なる場合、他の施設につなげる仕組みも必要であることが指摘されました。その際、ガソリンの優先的な供給があれば、送迎車を使った移動が可能になるという意見がありました。

通所系事業所の防災拠点化における課題の解決策

東京で大規模な災害が発生した場合、施設の建物や職員も被災するため地域高齢者を継続的に支援することが困難になります。それに対して町内会などと連携して、地域全体で支援するネットワークをつくればどうかという解決策が挙げられました。

職員が離れた地域に住んでいる場合、近所の住民が支援に入ったほうがスピーディに対応できる場合もあります。そこで近隣住民に呼びかけて「災害ボランティア」を募集します。例えば地域ボランティア登録制度をつくり、日曜日や夜間など施設を使用していない時間帯を活用して各種講座を開いて、地域住民との交流を深めていきます。なお、事業所職員が出勤できず施設に入れないという問題に対処するため、地域包括支援センターや行政にあらかじめ鍵を預けておいてはどうか、という意見もありました。

また防災のための連携を促進するには、事業所で行える支援をケアマネジャーに伝えて防災訓練に参加してもらうこと、普段から地域包括支援センターや行政、ボランティアに事業所が果たすべき役割について知ってもらうこと、地域ケア会議で議題に挙げて対応を検討してもらうことなどの意見がありました。

拠点化の課題の1つである物資の優先的供給については、行政の理解が不可欠であり、地域内で認知度を上げる取り組みが必要です。その際には、消防団など地域に根づいた団体との連携も有効かもしれません。

この他にも事業所が災害時に拠点となる意思表示として、防災拠点施設であることを示すステッカーを貼るという意見もありました。その際は登録制にするなど、なんらかのクオリティコントロールが必要です。ステッカーの申請や登録、マッピングは地域包括支援センター単位で行い、「災害時支援類型判定シート」を使って事業所を分類しマップ化することで、さらに地域住民や行政に対して周知を図るのもいいでしょう。

なお、3つの調査とは別に、研究所が行った宮城県気仙沼市での医療と福祉の専門職への聞き取り調査の結果から、平成30年（2018年）に国際医学雑誌に論文を発表しています〔12〕。その内容は、通所系介護事業所の避難に関する意思決定過程と震災後1か月の通所系事業所が果たした新たな役割についてです。気仙沼市の皆さんが体験した災害時の経験からも、行政の防災計画において地域に存在する高齢者施設との密な連携を進めることこそが、地域の災害に対する底力を強めていくのではないか、と提言しています。

通所系事業所へ寄せる期待

地域高齢者を支援するための防災対策は、事業所や有料老人ホームだけでできるわけではありません。区市町村が策定する防災計画のなかに位置づけられ、必要な支援を受け、関係機関や地域住民との緊密な連携がとれて初めて機能するものです。

今回の区市町村への調査で、事業所との連携が決して十分でないことが浮かび上がってきました。防災計画は定期的に見直されるものです。その見直しの機会に、震災の際に実際に地域高齢者の支援を行った事業所の経験を取り入れ、通所系事業所と有料老人ホームを活用したシステムづくりがなされることを期待してやみません。とくに通所系事業所は地域に点在するため、災害時に地域の高齢者を支援するための潜在的な力があると考えます。送迎で使用する車いすのまま乗車できるリフトカーを有していることも、大きな強みではないでしょうか。

今回の災害から、私たちは多くのことを学びました。これらの経験を、今後の防災対策に役立てていくことを心に刻む必要があります。

1 警察庁 平成23年（2011年）東北地方太平洋沖地震の被害状況と警察措置
2 総務省 住民基本台帳に基づく人口、人口動態及び世帯数調査 2011
3 「東京都の昼間人口」の概要 http://www.metro.tokyo.jp/INET/CHOUSA/2013/03/60n3j100.htm 平成29年7月19日閲覧
4 内閣府 首都直下地震帰宅困難者等対策協議会 資料4 帰宅困難者対策の実態調査結果について
5 廣井悠、関谷直也、中島良太、藁谷峻太郎、花原英徳 東日本大震災における首都圏の帰宅困難者に関する社会調査 地域安全学会論文集 2011; 15, P343-353
6 内藤尚志 大震災、都内の帰宅困難者は9万人以上 首都圏白書 朝日新聞 2011 http://www.asahi.com/special/10005/TKY201106140148.html 平成29年7月19日閲覧
7 東京都健康長寿医療センター研究所 東京都内における在宅サービスの災害対応に関する調査報告書 平成24年3月発行
8 東京都健康長寿医療センター研究所 東京都内の災害時における地域高齢者への支援に関する研究報告書 平成26年3月発行
9 内閣府 大規模地震の発生に伴う帰宅困難者対策のガイドライン http://www.bousai.go.jp/jishin/kitakukonnan/pdf/kitakukonnan_guideline.pdf 最終閲覧日 平成30年1月29日
10 中央防災会議・首都直下地震対策検討ワーキンググループ 首都直下地震の被害想定と対策について（最終報告） 平成25年
11 中央防災会議・防災対策推進検討会議・南海トラフ巨大地震対策検討ワーキンググループ 南海トラフ巨大地震対策について（最終報告） 平成25年
12 Mori H, Sugawara Y, Obuchi SP, Shimmei M, Takahashi R. Evacuation Decision Making and Expanded Roles of Adult Daycare Services in the Great East Japan Earthquake: Qualitative Analysis Using Semistructured Interviews. Journal of Public Health Management & Practice. 2018; 24(2),129-136

第4章　震災5年半が経過して、気仙沼で変わったもの

東日本大震災で9500世帯、1万5815棟の家屋が被害を受けた気仙沼では、5年の歳月が流れた平成28年（2016年）には、多くの災害復興住宅が完成し、仮設住宅からの引越しも進んでいます。気仙沼市立病院も平成29年（2017年）の秋に、回復期リハビリテーション病床をもつ新病院として高台に移転しました。

1　新しい医療と介護のネットワーク

在宅療養への意識を変えたJRS（巡回療養支援隊）

平成28年（2016年）11月、私たちは気仙沼市の医療と介護の現場をもう一度歩き、この5年半に何がいちばん変わったのかお聞きしました。すると、医師からも歯科医師からも看護師からも保健師からも、さらに訪問看護師やケアマネジャー、ヘルパーからも、異口同音にあの震災に遭ったからこそ得られたものがあるという言葉を聞きました。

その多職種連携の模範ともいえる「ノア」こと「KNOAH・気仙沼在宅ケアネットワーク」を

中心にご紹介します。

当時、気仙沼市立病院で外科科長だった横山成邦医師は、こう話してくれました。

ＪＲＳ（巡回療養支援隊、114ページ参照）のことからもう一度お話ししたほうがいいでしょう。あれは震災後2週間経ったころでした。災害急性期が過ぎたそのころになると、街中の環境が本当に劣悪でしたから、避難所の衛生的なことや爆発的に増えるかもしれない感染症対策、あるいは多くの人が津波で薬を流されていましたから、その慢性疾患にどう対処するかを考え始めていました。同時に、避難所ばかりではなく、在宅で生活している方々にも、しっかりした支援のアプローチが必要だろうという結論になったのです。

というのも、地震の翌日、仲間と一緒に徒歩で行ける範囲で市内を歩いてみました。すると高台では、家は残っているけれど、電気も水道もガスも通信もみんな途絶えたなかで、お年寄りたちが身を寄せ合って生活している。診察すると、血圧が高くて、お薬どうしたのって聞くと、流されたから、隣りのおばあちゃんの薬をもらって飲んだんだけど、飲み始めたら下痢ばっかりだっていう。みてみると便秘の薬だった。寝たきりの方はエアマットが3月11日の午後3時前に止まったままで、ひどい床ずれができ始めたとか……。

だから、多くの都道府県から気仙沼に派遣された医療支援チームを2つに分けて、1つの班は、ライフラインが止まった家を1軒1軒しらみつぶしに調査して「何かお困りのことありませんか」と聞いていくグループ、もう1班は、そこでわかった診療を要する患者に対して診療提供をするグループにして、ＪＲＳ・在宅診療班と名づけたんです。かかわったのは、気仙沼にボランティアで来てくれた医師や看護師、歯科医師、栄養士、保健師、理学療法士などで、私は人の配置などを受けもち、本部長は、開業医で以前から在宅診療を熱心にやっていた村岡正朗先生にお願いすることにしました。

この在宅診療の経験が、僕たち地域の中核病院にかかわる医療職にも大きな変化を与えました。このときいろいろな職種の人とチームを組んで仕事をして、わかったんです。病院に勤務している医師も、在宅の患者をケアする介護や福祉サービスの現実を知っておくべきだ、と。医者がちゃんと知っていれば、患者さんの生活を支えている職種の人たちも仕事がやりやすい。

街にいるたくさんの有能なプレーヤーたちと協働で物事を進めていく重要性です。それは震災後、たくさんの違った職種の人が全国から気仙沼にボランティアで来て、一緒に仕事をしたからわかったことです。

ＪＲＳは、３月25日にスタートし解散した９月までの半年間に、訪問回数がのべ１８００回を越し、診療した在宅患者は２００人以上になりました。ＪＲＳの本部長を務めた村岡正朗先生（村岡外科クリニック院長）はこう話します。

震災前の気仙沼で在宅診療を受けていた患者は月間60~70人程度で、私がみていたのはそのうちの20人くらい。気仙沼市の規模を考えると少ない人数です。というのも、中核病院は通院がままならない患者を在宅に帰しても仕方がないと思っていたし、診療所は外来で手一杯、あえて訪問診療までしなくても、と思っていたからです。

ところが、市民の意識がJRSの活動を受けて変わりました。これまでは具合が悪くなったら病院へ行こうと思っていたけれど、在宅でも充分なケアを受けることができることがわかった。これは大きな変化です。そして、私たちも昔は医者がいなくては医療はできないって思っていたけど、いろんな職種の人たちが介護や在宅医療サービスを提供するようになって、必ずしも医者が中心にならなくても大丈夫、と思うようになりました。看護師や保健師の果たす役割も大きいし、リハビリの分野でも、やれることがある。歯科医師も嚥下とか肺炎予防という観点で活躍できる。

私自身、これまで1人で訪問診療していたけれど、職種の違う人たちとチームを組んでケアをしたら、刺激を受けると同時に、医師は介護のことを知らないし、介護の人は医師のことを知らない。連携の難しさを改めて感じました。

加えて、JRSは最初から半年間の活動と決めていたので、彼らが引き上げたあと、レベルの低い震災前の診療で我慢してというのは、市民にも、来てもらった先生たちにも失礼だと思ったんです。

ＪＲＳ解散で誕生したノアの会

村岡先生が感じていた不安は、一緒に在宅診療に携わった他の人たちも等しく感じていたものでした。そこで、とりあえずの受け皿として、ＪＲＳが解散する1か月前、気仙沼市と南三陸町が共同で「気仙沼・南三陸地域在宅医療福祉推進委員会」をつくりました。それはケアマネ協会と医師会、歯科医師会で構成されており、本当に自然発生的にできました。委員会の成果の1つは、患者さんが中核病院である市立病院から在宅へ療養場所を変わる際、患者さんの健康状態に関する情報提供書の様式を統一したことです。主にケアマネ協会が中心となって開発し、今は気仙沼市医師会の圏域内での共通ツールとなっています。

在宅での療養生活はどのように進めてゆけばいいのか、村岡医師の活動は具体的な動きを伴っていきます。

医師会のなかに、昭和40年ごろから宮城県からの委託事業で、地域医療委員会というのがあったんです。これは医師会メンバーから構成されていて、地域の医療と福祉保健に関する啓発を担う委員会です。今までは長期間勤務していた方の顕彰などをしていたんですが、震災後にその下部組織として、在宅医療福祉推進委員会をつくりました。この委員会で、先ほどのケアマネジャーとの情報提供の共通ツールへのニーズが出てきたんです。行政の方も出席する委員会ですので意見も吸収できるし、出てきたニーズはその場で説明して、何か問題点があれば、次の会でまた検討する。アイデアが出たときに検討して、大体年に1つくらい現場に役立つツールができています。

この委員会は医療と福祉が連携した在宅療養を対象としていて、そしてその在宅療養の実働部隊が集まる会が「ノアの会」です。月に1回、気仙沼市立病院の医師や看護師の他、地元の医師や歯科医師、薬剤師、保健師、ケアマネジャーなどで、情報を共有しながら多職種間の相互理解を図っていきました。平成28年（2016年）の11月で50回目の開催となったといいます。村岡先生の話が続きます。

「ノアの会」には訪問看護ステーションの看護師も来るし、訪問入浴の業者さんもいらっしゃいました。でも、最初は4～5人に声をかけたら、それが広がって、毎月集まるようになっただけで、集まりはあくまでも自主的です。夜7時集合で、2時間くらい勉強会もするし、悩んでいることとの意見交換もして、9時から飲み会です。代表者もいないし、主催者もいません。名簿もないし、ビラもつくらない。会費もない。来月はいつにするって決めるだけで、テーマも、そのときにみんなで話をして決めます。勉強会もするけど、ギャラはなし、飲み会もみんながが自腹で均等です。やる日は木曜日が多いかな。医師会とかの会議が多いからです。
この前は人工呼吸器の業者を呼んで、みんなにみてもらいました。私が訪問診療している患者さんでは人工呼吸器をつけている方が5~6人いて、まったく抵抗感はありません。しかし、看護師さんでも、人工呼吸器という名前を聞いただけで、身構えてしまう。まして、畑違いのヘルパーさんになると、もっとどういうものかわからない。だから、実はこういうものなんだって、業者に機械の説明をしてもらったあと、触ってもらって、自分たちでつけてもらって、こんな音がするんだという体験をしてもらいました。一度体験して自分の手で触ると、次に現場で目にしても慌てませんからね。

「ノアの会」を通して現場での苦情や問題点を挙げ、ある方向性とか解決策をみつけます。ただ、それを広めたり、あちこちお願いするときに、「ノアの会」では行政への説得力が弱いのです。行政と接する場合、組織図での位置づけが重要となります。「ノアの会」の参謀部分である在宅医療福祉推進委員会が、地域医療委員会の下部組織であるという位置づけが、行政に対しては意味をもつのです。

県からの委託事業である地域医療委員会を通して、行政に提言させるわけです。また、「ノアの会」のメンバーは現場で活動している人ですが、各分野では、指導的立場にいる方が参加しています。薬剤師会や歯科医師会の理事会などであらかじめ根回ししておいて、会議に議題として話が上がってきたとき、「この間の話ですよ、どうですか?」っていう具合で話を進めてゆけるじゃないですか。それぞれの団体に承認をもらえれば、行政にも提言しやすいわけです。つまり制度として実現しやすくなるんです。

「ノアの会」だけで集まっていると、1歩間違うと、新橋のお父さんの居酒屋状態になってしまう。不満をいって、そこで終わってしまう。でも、少しでも現状を解決するかたちになれば、社会に役立っている実感がわく。緩い組織力の団体ではあるんですが、どこかで、その次のステップにもつながっていっている。これが長続きしている秘訣じゃないですか。

この委員会が今のようなかたちになるには、もう1つ、この委員会が発足して間もなく、インターネットサービスプロバイダーのソネットから情報共有システムの実証実験の依頼を受けたことが大きく影響しています。村岡先生のお話です。

私たちと一緒に開発してくれませんかという話です。訪問看護にも利用できるだろうと考え、ITに興味を示すような、委員会で知り合った人たちに声をかけました。そして医師や歯科医師、薬剤師が月に1~2回集まって、多職種チームで在宅療養の支援活動をするとき、各自が共有すべき情報は何かを洗い出していったんです。やっているうちに、この検討会にはケアマネジャーとか介護の人たちも入れよう、看護師も入れようとなって、それぞれが必要とする情報を挙げてもらい、それらのなかから全スタッフが知っておくべき情報や、いくつかの職種で共有すべき情報の選定作業をしたんです。これも最初、医師と歯科医師と薬剤師の間だけでも、お互いに何を思ってどのように業務を果たしているか、よくわからないねという話から始まったことでした。

最低限の必要な情報は、患者を特定できる基本情報、直近の服薬歴、病名、処方薬と、それは何を意図して処方されたのかなどです。肝心なことは、今の患者さんの状態と生活状態を全スタッフが共有することで、欠けているところは、それぞれが必要に応じて聞けばいい。そしてそれぞれの職種が実施していることなどを話し合っていくうちに、不満だったこと、困ったことなどもわかって、お互いの理解を深めるのにおおいに役立ったんです。

そして、各職種が現況を伝え合い、互いに知ってほしい情報を提供したり、質問したりする相互コミュニケーションの仕組みづくりに取り組みました。一言でいうと、掲示板機能を使って、所見や共有したい情報、連絡事項などを書き込めるようにしたもので、この仕事をしたグループが、のちにノアという名称になった気仙沼在宅ワーキンググループで、中心メンバーは先の委員会とほとんどダブっています。

2　あらゆる専門職が同じ土俵に立って

みんなが変わった

今、気仙沼市で訪問看護や在宅介護に当たる人たちは、ノートパソコンやスマホ、タブレットなどの端末に測定器をかざして、そのときに測った患者の血圧や体温、血糖値などのバイタルデータをサーバーに取り込み、全員がその情報を共有できるようになっています。それを医師が確認し、必要なアドバイスなどを送ることもできます。このときに重要なのがケアマネジャーです。例えば、数種類の薬を渡すとき、1包にまとめたほうがいいのか、別々にして家族が対応できるのかという情報はケアマネジャーしかもっていません。

気仙沼市では歯科医師も訪問看護の仲間になっているのが特徴で、識者には日本一の口腔ケアが実行されているとの太鼓判をもらっています。その訪問する歯科医師が最も参考にするのも、ケアマネジャーから提供される、どんな部屋で療養しているのか、家族の介添えは可能かなどの家庭状況です。歯科医師は、それによって、どんな道具をもっていくのかを決めています。

こうして医師と歯科医師、ケアマネジャーと薬剤師、保健師と看護師などがシームレスで活動できるようになったことは、必然的にもう1つの効果を生み出しました。それぞれの職種の垣根がうんと低くなった結果、いろいろな相談がスムーズにできるようになって、それがさらに病院でも介護施設でも、そこに携わる人たちの意識をはっきりと変えたのです。
地域包括支援センターで保健師をしている熊谷悦子さんはこういいます。

今は、開業医の先生どなたにでも気軽に相談できるんですが、前はちょっとそれが難しいこともありました。医師がいて看護師がいて、「何で介護の人がお医者様に直接話をするの？」っていう、そういう傾向がけっこう強かったんですが、今は私たちも相談していいんだっていう雰囲気が十分にあります。やっと同じ土俵に立てたかな。

新しく開発されたのはＩＴ機器だけではない、件《くだん》の共通ツールも活躍しています。気仙沼市医師会会長の森田潔先生のお話です。

ケアマネジャーさんとの連絡にしても、以前はお目にかかって話していたんですが、よく聞くと、ケアマネさんは私たちの体が空くのを3時間も待って、話を1、2分して、オーケーという答えをもらう、そんなことをずっとやっていたんです。が、お互い時間が大切なので、今は連携連絡票はケアマネ協会と医師会、歯科医師会共通のツールにしてファックスでやりとりしています。

村岡先生は、こんなふうにいいます。

ノアの活動で思ったのは、まず他の職種の人と話をして、同じことを表現するのにも使う言葉が違うこと、そして、ケアマネジャーの存在が大きいということです。医師は医療中心に考えて、なかなか高齢者の生活全体をみることができません。ですが、ケアマネジャーはそんな高齢者の日常生活の問題をみつけ、解決にはどうすればいいか、それにはどんなサービスをどこで受ければいいかを考えていますからね。

市立病院看護部長の三浦葉子さんはこういいます。

当院と施設間の紹介状の書式がバラバラで、得たい情報の視点が職種によって異なり、生きた情報共有ができていなかったことから、ケアマネジャーや保健師・当院の看護師が検討を重ね、地域で共有できるものを開発しました。内容も生活に焦点を当てた、ＡＤＬ（「日常生活における基本動作」を意味する介護の専門用語）の項目に重点をおき、何ができて何ができないのか、生活をどのようにしているのか、病院で治療はここまでやりましたが、こういうことに気をつけて在宅で過ごしてケアしていただきたいという情報項目を統一し、医療と介護職の双方が効率的に活用できるツールを開発し、今はそれを運用してやりとりしています。

私たち市立病院も変わりました。震災前はドクター中心のトップダウン体制が根強く、病気が治れば、退院後の生活への配慮は乏しかったです。震災後、ボランティアで支援いただいた方々のご指導が起爆剤となり、NST（多職種で、個々の患者の状態や治療に応じた栄養サポートの実施をする）チーム活動からスタートし、それぞれの専門性を尊重し活動する多職種チーム医療の充実が図られ、介護・福祉施設の職員との連携の重要性を皆が認識し始めました。震災直後は、激しい人手不足でしたから、地域の資源を有効活用し、頼るべきところは頼り、任せるべきところは任せるという、職種間の顔のみえる関係づくりができるようになったことも大きいと思います。

その結果、職種間の垣根が低くなり、看護師や医師だけの視点ではなく、多職種が連携してトータルで患者さんにかかわれる体制が可能になりました。それは、やっぱり震災の影響だと思います。

歯科医師の菅原恭先生はこういいます。

これまで在宅患者に歯科医療をした経験はなかったし、まして、他の職種の方々の仕事内容を身近に考えたこともありませんでした。でも一緒に訪問医療をしているうちに、私の業界では当たり前のことが、他の業界では誰も知らないということが、けっこうあって、驚きました。

以来、チームとして機能するためにいろいろな面で意思疎通が進んで、震災前には考えられないような関係性が生まれています。

介護ヘルパーの畠山美幸さんのお話です。

震災後、地方では行われないような研修会等も多くなり勉強の機会も増えて、他職種とのやりとりもうまくいくようになったと思います。うちは在宅が中心ですが、お年寄りが病院に入院すると、在宅のケアマネジャーが病院へ情報を送りますし、逆に退院間近になると病院からこちらへ情報が来ます。そして自宅に患者さんが戻ってからも、情報共有するために、医師の往診時間に合わせて担当者会議や、退院前のカンファレンスに呼ばれることが増えました。

実際、私たちヘルパーがいちばん訪問回数が多いんです。訪問入浴と訪問看護、それ以外の支援は全部ヘルパーという方が多いからです。ですから回数が多い私たちがいちばんしっかりしなくちゃと思っているので、担当者会議では私たちがケアをしていて気づいたことをドクターに尋ねたり、看護が入っていれば看護師に確認をとったり、そんな連携がうまくとれるようになりました。

日常、いちばんよく連絡をとるのは訪問看護師の方でしょうか。在宅療養を選択している人たちは穏やかに終末期を迎えたいから、市立病院から自宅に戻るわけです。いよいよというとき、徒《いたず》らに慌てないようにしよう、最期を穏やかに迎えていただくために在宅医療と在宅ケアを使っているんだって、震災後は私たちヘルパーも強く意識するようになりました。

さらに市民の医療受診に対する気持ちの変化についても、村岡医師は続けます。

市民にも変わってもらわなければと、4年前から毎年市民向けにも講演会を始めました。はっきり、市民に医療の受け方を考えてほしいといえるようになって、市民も多少意識が変わってきた印象を受けます。震災前は、例えば点滴とか注射とかをしないと、何もしていないという意識が強かったんですが、最近は高齢の患者さんだったら、「このままでもいい、年をとったんだね」と受け入れてくれるご家族も出てきました。積極的な医療をしないことは、無視して放っているのとは意味が違うことをわかってくれるようになってきました。

市民向けの大きな講演会は、気仙沼のホテル会場で年に1回、前半1時間ぐらいで医療者から話をして、あとの1時間はその体験者の話です。それとは別に、合併前の行政単位、つまり本吉地区や唐桑地区でも1、2年に1回ずつ講演会をしています。合併前の住民のキャラクターや文化、地域の医療資源も違うからです。

そして自治会単位での、20人くらいの聴衆へ話す会を、年3～4回ぐらいやります。その会は、できるだけ地元に近い人たちに講師をお願いしています。今回は、救急車の使い方を話してもらいました。消防署の方に来てもらい、救急車の電話のかけ方から病状の伝え方など教えてもらおうと開催しました。主催は医師会の地域医療委員会で、多少お金も出してもらっています。

人材の問題

気仙沼市医師会長の森田潔先生は、気仙沼の在宅医療に関してこのように語っておられます。

在宅医療を望まれる方は、在宅での看取りを望まれる方が多いようです。なるだけ患者さんとご家族の希望に添える努力をしていますが、やっぱり手間がかかるし、各医師への負担が非常に大きいのです。村岡先生は外科のクリニックですが、震災前から在宅にも関心をもち、「訪問診療をします」と広告もしており、実際にやってきた。たぶん今、在宅だけで100名近い患者さんを診ているのではないでしょうか。当地域でこれ以上在宅を増やしてくれといわれても、現実問題、それはちょっと難しいですね。よっぽど医師が急に増えるとか、看護師さんや、ヘルパーさんなどコ・メディカルの人が増えることがなければ、やっぱりなかなか難しい。

地域で働く人材づくりも医師会の重要な仕事だと森田先生は続けます。ドクター不足は、もうずっと前からのことなので、いうまでもないのですが、看護師は医師会で養成できる職種と考え、看護学校を2つ、准看護学校（准看）と高等看護学校（高看）をもっています。

運営はなかなか厳しい。まず、被災して住民そのものが内陸部のほうに住まいを移し、以前に比べて地元の入学者数が、准看、高看両方とも少なくなっているのです。

財政的な厳しさから、気仙沼市医師会費を倍にできないかと総会でお願いをしました。反対意見が出るかと思ったが、地域で人材養成していく必要性を会員の皆さんが理解してくれて、今は結果的に全国一高い医師会費になってしまった。医師会費だけで50万円の負担をしてもらい、なんとかここ10年くらいはやっていけるだろうという見通しで運営しています。会員の先生方に学校の講師も引き受けていただき、なんとかこの地元で人材を育てていく計画が動いています。

正看護師の国家試験の合格率もかなり高く、100％の年もありました。毎年全国平均ぐらいはキープしています。気仙沼の医師会の高看は、准看の資格をもった者でないと入学できないので、昼間、准看として働いて、夜、学校で勉強して資格をとる学生がほとんどです。総じて熱心で、現場をよくわかっている学生が多いです。

日本看護協会や厚生労働省は、准看を育成する看護学校に厳しい意見をもっています。ただ、准看として現場で長く働いてきた方が看護師の資格をとると、まさに即戦力なのです。ペーパードライバーではない看護師さんが養成されているので、患者さんとの接し方とか、ドクターとの関係とかも含め、評価が高いんです。この人材育成は、やはり続けていかなければというのが、今の気仙沼市医師会の総意です。

同じような勉強会は、じつは口腔ケアの領域でも行われています。ノアのそれと同じように、医師、歯科医師だけでなく、看護師や管理栄養士、理学療法士、作業療法士、言語聴覚士、そして介護士も加わっている勉強会、「気仙沼・南三陸『食べる』取り組み研究会」です。歯科医の金澤洋先生（金沢歯科院長）のお話です。

震災直後からボランティアの先生のお力添えを得て立ち上げて以来、ずっと継続しています。これも震災のおかげでしょう。テーマは口腔ケアと摂食嚥下リハビリテーションです。

同時に私たちは地域力をつけなくてはなりません。多職種連携といっても、この地域ではけっして職種すべてが理想的にそろうわけではありません。例えば言語聴覚士がいればと思っても、言語聴覚士の数は圧倒的に少ない。すると、みんなで少しずつカバーしていくしかない。それが地域力だと思うし、しかも、お互いに顔がみえる関係のなかで実現できたらいい。そのためにも、職種間でお互いの専門性が違うことを理解して、協力して1人の患者さんの幸せをつくる。私の専門からいえば、ちゃんと食べることができるお口をつくることです。それには互いの仕事を理解して、足りないところは手をつないでやっていく。そのための勉強会です。

講師を頼んでセミナーをやることもありますし、あるいは自分たちがやっているケースを発表して、みんなから意見をもらいながら議論を進めていくこともあります。

昔は、「今日は熱が出たから、口腔ケアはお休みしました」という話がよく聞かれましたが、さすがに今、そんなことをいう施設や医療機関はありません。口腔ケアの重要性が行きわたって、熱発しているときこそ口のなかをきれいにするのが常識になったからです。

しかし、多職種での連携と簡単にいいますが、口腔ケアは在宅医療よりもその重要性認識の歴史が浅いからでしょうか、やはり困難はあると金澤先生はいいます。

勉強会のコアなメンバーは存在していますが、月例会の参加人数は20~60名とかなり流動性は高いんです。口腔ケアと摂食嚥下リハビリテーションをもっと広めるうえで大切なのは、専門職をコーディネートして方向づけができる人間の存在です。そういった意味で興味をもってくれる医師や、歯科医師の参加者が多くなっていくことが必要だと思っています。

1人の専門職が介護事業所で口から食べるために頑張ろうと思っても、専門職だけではできない。介護事業所としての意思決定が大切で、そこがいちばん難しいところです。

コ・メディカルのスタッフのレベルが上がること、専門職がいっぱい知識をもつことが大事だと私はいつもそう思っています。要するに地域全体で口腔に関する知識と技量の底上げをすることです。いろんなケースがあるけれども、結果として5年以上も続けてやってこられたということは、それなりに効果は必ずあると思います。

失われた地域のつながり

医療と福祉の連携を少しずつでも推進してゆこうと模索している気仙沼ですが、やはり一度壊れてしまったコミュニティをどのように再構築するかという大きな課題が残っています。菅原篤ケアマネジャーが緩やかな孤独について語ってくださいました。

孤独死になるような孤立ではないんです。ご近所さんもいるし、家族もいるんですが、震災前なら普通にあった地域関係や人間関係がなくなったり、あってもそれぞれがバラバラになってしまっている。仲のいい友達もいるんだけど、仮設住宅や災害復興住宅では気軽に行ける隣り近所はありません。デイサービスに行きましょう、人と交流できるようにしましょうというんですが、まったく知らないコミュニティのなかに高齢者1人入っても、最初は隣り近所と交流などしても、何かあったとき頼れる方は少ないし、参加しても自分が本来住んでいた地区じゃないから関係づくりができない方がけっこういらっしゃいます。そこそこの交流はあっても、ちょうど真綿で首を絞められるように孤立していって、そんな方々が、4、5年経ったとき、バタバタと逝かれたという印象があります。

災害復興住宅に移った時点で、周りからみると一段落という感じになる。で、市民の方もそこから普通の生活をしましょうと思うんだけど、たぶん高齢者には、普通の生活の再建は難しい。もっと援助をもらうかたちの再建を目指されたほうが、お年寄りの方はいいのかなと思うときもあります。

地域包括支援センターの熊谷悦子保健師は介護保険で失ったものがあるといいます。

昔は地域のつながりって、例えば一人のおじいちゃんが「風邪ひきました」っていったら、隣りの人がおかゆをつくってくれたりとか、誰かが来て体を拭いてくれたりという助け合う関係があったんですけど、介護保険ができて普及してきたら、逆に横のつながりが切れちゃっているんです。こういう田舎でも、介護保険があるから、私たちが行かなくても、介護保険でやってもらいなさいって変わってしまった。地域がみえなくなってきていて、横のつながりがないから、いろんな情報がその人に入らなくなっている。そのために地域包括ケアシステムが必要になったと、私は思っています。

昔は地区を回って介護教室をやって、体はこう拭くんだよとか、シーツ交換はこうやってって教えたんだけど、今は「ヘルパーさんがやるもんでしょ」という反応になる。先日介護塾を開いたのですが、一般の方は車いすも押せない、そういう世の中になってしまっていて、だからもう1回、やり直しです。震災のときにも避難所で困ったのが、介護できる一般の人がいなかったことでした。介護が社会化したための弊害ですね。

震災後5年半が経った気仙沼の街には、今まで気仙沼市ではみたこともなかった何棟もの高層集合住宅が建設されました。災害復興住宅です。ここに入居する方は高齢者が多いのです。在宅訪問する村岡医師は、実際に訪ねていったからこその視点で、意見を述べてくれました。

仮設住宅は平屋だったから、外から窓を通してなかの人に声をかけるのも簡単です。でも高層になると、そんなことは不可能。津波に備えて1階は共有スペースになって、2階から上が住居スペースになっているところが多い。高層の大規模団地は、気仙沼では初めてで、かなり特殊な環境です。見慣れた知った顔に囲まれていた人間が、今度はもう完全に隔離されたようなかたちになってしまった。それはそれで、また悩ましい。

災害復興住宅の各戸の玄関ドアは、大きな取っ手のついた高齢者向けの引き戸にしてくれればよかったのにと思います。ドア自体も重い。やっぱり風が強いから、これに指でも挟まれたらまずいだろうと思います。とくに年寄りの独居がけっこういるので、扉が重いから出かけたくないというお年寄りもいるんです。

おわりに
職業人と私人のはざま：開かれた協働関係をめざして

地方独立行政法人　東京都健康長寿医療センター研究所　前副所長
高橋龍太郎

東日本大震災が発生した日のことはよく覚えている。

ヘリコプターから実況中継され、その後放送されなくなった津波映像も目に浮かぶ。あの揺れをどこかで体感していなくても感情は揺すぶられる。それまで欧米に比べて我が国のボランティア活動はもう一つだという声もあったが、職業人として、そして個人で、実に多数の方々がボランティアとして活躍した。当然のことながら、これらの活動は年月とともに縮小、消滅していった。その後も御嶽山《おんたけさん》噴火、熊本地震と新たな災害は続き、そして人々の支援活動は活発に行われている。

私たちは東日本大震災の被災地の1つである気仙沼市での支援活動を6年以上続けている。活動を開始したのは発災後半年も経ってからであり、また続けてきた期間も随分長期になっている。このような点で他の支援活動とは少し異なっている。ここで振り返ってみたい。

私たちのように医療、介護、福祉分野で仕事をしている場合、災害発生時の期待は大きい。東日本大震災においても多数の仲間が現地に馳せ参じ、救援・救護活動に携わった。そして数か月が経ったころ、どのような支援が今後できるだろうかとの考えが脳裏をよぎった。ずっと高齢者の医療や研究にかかわってきたためか、短時間で効果が出たり軌道に乗るような計画は浮かばなかった。むしろ地元の負担を増やさずに活動を続けることに注力すべきであると思った。

その結果、高齢者や一般市民の健康維持・増進に役立つ情報の提供、認知症や障がいをもつ人々の家族に向けた負担軽減や生活安定のための情報提供、行政や医療・介護・福祉など対人援助職の援助技術向上に向けた研修を中心に支援計画をたて、実施してきた。このような活動の意義は、実際に知識や情報、技術が獲得されるであろうという直接効果だけではない。同時代を生きる生活者として、様々な分野における課題を議論し、共有し、対処していくというさらに重要な側面がある。

このような意義を〝支援活動〟という名称でくくることはできないかもしれない。私にとっては、今や〝外からの支援〟を〝内なる関係〟として形成していくという、最も大切にしたい目的となっている。現場にいなかったものが地震や津波の被害体験を共有することはできない。長くかかわりを続けてきたにせよ〝震災体験の内側にいるものと外側にいるもの〟であることは変わらない。しかし同時代を生きる生活者として協働関係をもつことは可能であろう。

昔、橋本大二郎元高知県知事が次のような投稿をしたことがある。四万十川《しまんと》の道路拡張工事が自然破壊ではないかと感じたとき、地元の人はむしろ道の便利さを求め「自然志向は都会人の視点なのかと思い知らされ」、一方、高知を訪れる人から高知はいいですね、といわれると、自然が好きなら「なぜ高知にお住みにならないのですか」と「地方人の思いが頭をもたげ」「こんな二分の一ずつの自分を意識することが多くなった」というものである（1993年1月8日・朝日新聞論壇）。まったく違う生活圏で異なる体験をした人々と交流を続けることは、二分の一ずつの自分を意識し続けることともいえよう。それは職業人に徹した人生を送ることとは異なる〝彼―我の出来事〟の積み重ねである。

現代のように閉塞感と不安感に満ちた時代であるからこそ、開かれた社会とは何か、開かれた関係とは何か、を考える機会は得難い。誰が何をするか、ではなくどのくらい開かれているか、を基準とする〝支援活動〟、協働関係の形成が目標であるような関与を今後も続けていきたい。

復興を見つめて

東京都健康長寿医療センター東日本大震災被災者支援プロジェクト
5年半の取り組み

2018年3月1日　第1刷発行

地方独立行政法人 東京都健康長寿医療センター　編
監修　井藤英喜　新開省二　高橋龍太郎
執筆者代表　森寛子

発行者　菅国典
発行所　株式会社 東京法規出版
〒113-0021　東京都文京区本駒込 2-29-22
Tel.(03)5977-0300㈹　Fax.(03)5977-0311

装　画　沙羅
印刷所　株式会社 上野印刷所

ISBN 978-4-924763-51-7　C0036　Printed in Japan　禁無断転載
落丁・乱丁本はお取替えいたします。